SEXO ¡De vacaciones!

Levi Orión

1

¡EN LA HOGUERA!

Miré el mar iluminado por la luna llena en la oscuridad de la noche.

Eso suena romántico, ¿no?

Sí, así fue.

Una hermosa noche romántica en la costa mediterránea española. Ahora era poco más de la una de la madrugada. He estado sentado aquí durante tres horas haciendo música. Las cuerdas afiladas hicieron que me ardieran las yemas de los dedos. La guitarra se estaba poniendo pesada lentamente sobre mis rodillas y mi espalda comenzaba a dolerme un poco.

Pero jugué mejor que nunca en mi vida. Ni una nota equivocada había salido de mi instrumento esta noche. Sin zumbidos de una cuerda golpeada débilmente, sin tono discordante causado por un cambio de acorde en el lugar equivocado.

¡Apenas lo entendí yo mismo!

En realidad, no juego tan bien en absoluto.

Quizás fue el ambiente romántico de esta playa en la costa mediterránea de España.

¡Miré a mi alrededor y vi la verdadera razón!

¡Fue ella!

Pero lo primero es lo primero: ¿Cómo terminé realmente aquí?

Hace una semana había llegado aquí a España con mis dos mejores amigos. Pasamos catorce días juntos una vez al año, y lo hemos estado haciendo durante diez años. Ya es un poco una tradición.

Todos los años empacabamos mi autobús VW, conducíamos desde Munich a través de Suiza, Francia y España. Nos detenemos en algún lugar y alquilamos una pequeña cabaña junto al mar.

El mismo proceso cada año, pero siempre un destino vacacional diferente. Nunca sabemos a dónde hemos llegado y qué encontraremos. Pero cada año se convirtió en unas vacaciones perfectas.

Así también este año.

Encontramos una pequeña casa a unos cien kilómetros de Barcelona. Nuestra rutina diaria consistía en playa, mar, el programa nocturno de la discoteca, alcohol y chicas.

Teníamos algo más planeado para esta noche. Compramos algunas botellas de vino tinto, algunos bocadillos y leña en un supermercado.

¡Otra tradición estaba planeada esta noche!

¡Fogata y música de guitarra!

Olvidé mencionar que soy músico, canto bastante bien y toco la guitarra aceptablemente.

Pasaron las horas junto al fuego.

Comimos, bebimos, reímos, bebimos, celebramos y bebimos aún más. Como cada año, más y más extraños se acercaron a la fogata. A través del resplandor del fuego y la música de mi guitarra, podíamos escucharnos desde lejos y atraer a los románticos de las vacaciones como polillas a la luz.

Ahí estaba la atracción.

Completos extraños sentados juntos alrededor de una fogata, bebiendo vino tinto, disfrutando de la playa y el mar y hablando.

Mientras tanto, más de veinte personas ya estaban sentadas alrededor de nuestra fogata. Pequeños grupos se habían encontrado por todas partes, charlando animadamente. Todo el mundo parecía estar pasando un gran momento.

Estaba completamente absorto en mi mundo musical, así que ni siquiera me di cuenta de que una linda chica rubia se había sentado a mi lado. No dijo una palabra, miró soñadora al mar y escuchó mi música.

Durante una pausa me miró con sus brillantes ojos azules.

"Mi nombre es Ela ", se presentó.

"Henri", respondí brevemente, porque en una situación así siempre me faltaban las palabras.

"Tienes una voz hermosa", escuché su voz suave.

Me quedé sin palabras otra vez. Quería decir que el brillo de sus ojos es más hermoso que cualquier tono de mi voz. Pero por supuesto no me atreví y fui a territorio seguro.

Hablamos de música.

En muy poco tiempo sabíamos todo sobre los gustos musicales de cada uno. Le hablé de mi antigua banda y poco después descubrí que hasta hace poco ella misma había cantado en una banda. Que se detuviera allí probablemente estaba relacionado con el hecho de que el baterista era su nuevo ex novio.

"¿Puedo quedarme contigo o te estoy molestando?" ella me preguntó.

"Si cantas algo también", le respondí.

Ella se sonrojó un poco pero asintió con la cabeza.

A estas alturas ya estaba bastante oscuro. El aire de la noche de verano se había enfriado un poco. El fuego bañó su entorno con una luz cálida. Las chispas volaron hacia el claro cielo nocturno y se mezclaron con las estrellas.

El primero ya se había ido. Algunos se sentaron junto al mar, otros alrededor de la chimenea y me vieron empezar otra canción. Mi voz no es espectacular, pero a Ela pareció gustarle.

Eso era lo único que me importaba.

¡Queria escuchar tu voz!

Y lo que escuché a continuación casi me dejó sin palabras. Como si hubiera sido ensayado cien veces, entró en el coro. Hasta el día de hoy no entiendo muy bien cómo una voz tan plena y fuerte puede provenir de un ser tan delicado.

A estas alturas, a más tardar, todos los que no se habían sentido atraídos por mi canto se dirigían al fuego para ver quién cantaba.

Toqué el coro una y otra vez y cada vez ella variaba la melodía de manera diferente. Debemos haber tocado la misma parte de esta canción durante casi cinco minutos sin que nadie se aburra.

Encontrar más canciones para tocar juntos fue pan comido. Teníamos el mismo gusto musical y conocíamos las mismas canciones. Uno tras otro tocamos como si hubiéramos estado haciendo música juntos durante años.

Nunca he experimentado música de fogata silenciando a la audiencia. Normalmente solo agregas un poco de música a las conversaciones de las personas. Pero esta noche nadie se atrevió a hablar. Todos tenían miedo de perderse una sola nota del canto de Ela .

¡A mí también me cautivó!

Su voz me cautivó desde el primer momento. Muy tranquila y parcamente la acompañé cantando con mi vieja guitarra. Casi me avergonzaba tener que acompañar a una cantante tan fantástica con un instrumento tan destartalado. Todos nos escuchaban, incluso el fuego parecía bailar al ritmo de nuestra música.

Las personas que nos rodean se vuelven cada vez menos con el tiempo. Pero ella todavía se sienta a mi lado y me mantiene cautivo con su voz.

Poco antes de las tres de la mañana solo nos sentamos solos en la fogata. No nos habíamos dado cuenta de cómo uno tras otro se habían ido.

Mientras jugábamos, su mirada desaparecía en algún lugar entre las llamas del fuego que disminuían lentamente.

Mis ojos estuvieron pegados a ella todo el tiempo.

Observé cómo sus labios formaban cada sonido, pensé que podía distinguir cada nota que subía por su garganta y observé cómo su pecho subía y bajaba con cada respiración.

Luego vino la última nota de esta canción.

Ella me sonrió. No pude decir una palabra, pero le devolví la sonrisa suavemente.

Un fuerte "PLING" nos sacó de nuestra rigidez.

¡Se me rompió la cuerda D!

"Parece que hemos jugado suficiente por hoy", dijo, con una mirada de pesar en su rostro. Con el corazón apesadumbrado, dejé mi guitarra a un lado.

Vino a mí con naturalidad, se sentó cerca de mí y me pasó el brazo por los hombros. Disfruté el peso de su cabeza apoyada en mi hombro.

Fue maravilloso sentirla tan cerca de mí. Su calidez y cercanía me hicieron bien. Solo ahora me di cuenta de lo genial que se había vuelto. Sin separarme de ella, agarré la pila de leña restante y agregué algunos troncos.

Las llamas ardientes alejaron rápidamente el frío. Sin embargo, se acurrucó más y más cerca de mí, como si todavía se estuviera congelando.

Sentí su mano en mi espalda, noté cómo empujaba debajo de la tela de mi camisa y sentí sus dedos fríos directamente sobre mi piel.

Simplemente nos sentamos allí para siempre y disfrutamos de la cercanía y la calidez del otro. El mundo que nos rodeaba ya no parecía tan importante. El murmullo de voces extrañas se detuvo. Incluso las llamas del fuego parecían bailar más lentamente, solo para no perturbar la quietud del momento. ¡El mundo se detuvo!

Sin que me diera cuenta, de repente nos miramos. En el crepúsculo sus ojos azules parecían tan profundos que quería ahogarme en ellos. Sus rasgos brillaban en el rojo y amarillo del fuego. Acaricié un mechón de cabello de su rostro con un dedo y lo empujé detrás de su oreja. Como si estuviera sola , su mejilla se acurrucó contra mi palma. Lentamente acerqué su rostro al mío. Sólo milímetros separaban nuestros labios.

¡El beso ahuyentó todo el frío!

Sus labios eran tan delicados y suaves que el toque me atravesó hasta el último rincón de mi cuerpo. Abrí mi boca un poco y rocé su labio inferior con mi lengua. Como si esperara esa pequeña señal, me dejó entrar.

El beso que comenzó tan suavemente se volvió más y más apasionado y exigente. Ella me saludó con su lengua y una danza salvaje, húmeda y caliente comenzó entre nuestros labios. Su mano seguía acariciando mi espalda. Podía sentir sus uñas raspando la fina tela de mi camisa. Las huellas que dejan queman tan calientes como el fuego a nuestro lado.

Mis manos también comenzaron a explorar su cuerpo. Con mi mano izquierda levanté un poco su blusa y toqué la suave piel de su vientre plano. Coloqué mi mano derecha sobre su muslo y suavemente comencé a levantarle la falda. Sentí sus bragas con la punta de mis dedos. Froté lentamente la fina tela que se extendía sobre las preciosas curvas de sus caderas.

Me miró sorprendida cuando me aparté de ella y me puse de pie. Ella se paró frente a mí inmediatamente.

Me dio un beso rápido y fugaz antes de acostarse en la suave arena de la playa. Tumbada boca arriba, con los codos levantados, me presentó su cuerpo como diciendo "ven a mí". Una sonrisa jugó alrededor de sus labios. Parecía ser capaz de cumplir todos los deseos y anhelos que había tenido.

La luz parpadeante del fuego hacía que su rostro se viera casi anormalmente hermoso. Toda la escena parecía más un sueño que una realidad. La arena suave debajo de nosotros, el fuego a nuestro lado y las estrellas sobre nosotros.

Pero de todos modos, si es un sueño, lo disfrutaré mientras pueda y todos los medios estaban bien para mí ahora para no despertar.

Sin perder más tiempo ni palabras innecesarias, me acosté junto a la chica y busqué sus labios para otro beso. Nuestras lenguas se encontraron de nuevo en una danza apasionada.

Muy cerca sentí su cuerpo caliente y tembloroso. La sentí empujando hacia mí. Sus uñas estaban en mi espalda otra vez. Su suave y completo pecho presionado contra mí, su abdomen presionado contra mí.

Seguramente ya podía sentir mi excitación penetrando la tela de mis pantalones. Con cada movimiento de su cuerpo se frotaba contra mi erección. Parecía disfrutar burlándose de mí.

Con un tirón, envolvió una pierna alrededor de mi cintura y me acercó aún más a ella. Tuvimos que romper nuestro beso por un momento mientras ella presionaba tan fuerte contra mi regazo.

Un gemido común sonó en la noche.

Nos quedamos inmóviles durante unos segundos, mirándonos directamente a los ojos, seguidos de una sonrisa y un rápido movimiento de ella. Se subió encima de mí y se sentó en mi abdomen.

Su rostro me dijo lo que quería.

Lentamente se desabrochó la blusa mientras su pelvis continuaba dando vueltas sobre mi regazo. Este movimiento casi me vuelve loco. Sólo unas pocas capas de tela me impidieron penetrarla. Un rápido movimiento de sus hombros y la blusa se deslizó al suelo.

Me incliné y besé su cuello y la piel que no cubría el sostén diminuto. Su mano en la parte posterior de mi cabeza me apretó aún más entre sus pechos.

Ese molesto trozo de tela que quería ocultarme sus curvas tenía que desaparecer. Con mis dedos codiciosos toqué su espalda y le desabroché el sujetador. Ya nada se interponía en el camino de mis caricias. Besé la suave piel de sus regordetas curvas y sentí como cada contacto de mis labios perseguía una nueva descarga eléctrica por su cuerpo. Un suave gemido escapó de sus labios cuando mi lengua acarició uno de sus brotes por primera vez. Su cuerpo se sacudió en mis brazos mientras masajeaba suavemente sus pezones con mis labios.

Ahora empezó a desvestirme. Con movimientos firmes desabrochó los botones de mi camisa. Sin ser obstaculizado por material perturbador, ahora sentí sus dedos sobre mi piel. Se inclinó y besó mi cuello hasta llegar a mi boca y nos besamos profundamente de nuevo.

Entonces sentí su delgado cuerpo recostado sobre mí.

Su peso, su calor, su piel.

Puro y sin adulterar!

Nuestros cuerpos se frotaban uno contra el otro con tanta fuerza, como si quisiéramos ser una sola persona en lugar de dos personas separadas. Mis manos acariciaron su espalda y la acercaron aún más a mí.

Luego le levanté la falda y le masajeé las nalgas firmes. Mis dedos se deslizaron suavemente bajo la tela de sus bragas-

Trabajé suavemente la piel suave y cálida y sentí que se encontraba con cada uno de mis movimientos.

¡Demasiado para mi!

Perdiendo toda moderación, la abracé con fuerza y la puse de espaldas de nuevo. Gimiendo, inclinó la cabeza hacia atrás mientras besaba su cuello.

Arqueó la espalda tensamente cuando comencé a masajear sus senos con ambas manos y mi boca besó sus pezones. Solo tomó unos segundos del juego de mi lengua antes de que tus brotes se animaran.

Sus manos ahuecaron mi cabeza.

Ella ahora fijó la dirección y la velocidad en que mi ternura vagaba por su cuerpo. Su estómago se retorció con cada beso posterior de mí. Me quedé sobre su ombligo durante un tiempo particularmente largo porque parecía muy sensible aquí.

Cada pequeño beso , cada lengua, cada bocanada de aire hacía temblar su cuerpo debajo de mí. Me dejó quedarme aquí menos tiempo del que me hubiera gustado, antes de que la presión de sus manos me dirigiera inequívocamente hacia el centro de su placer. Levanté la vista con una sonrisa traviesa mientras desabrochaba la falda negra.

Con ojos impacientes esperaba mi próxima acción.

Lentamente comencé a bajarle las bragas. Inmediatamente levantó un poco la pelvis para ayudarme.

¡Entonces ella yacía completamente desnuda a merced de mis ojos!

¡Ella era tan bella!

Solo un beso en su muslo hizo temblar su cuerpo. Mis labios se movieron lentamente hacia arriba. Cada uno de mis toques iba acompañado de un gemido que aumentaba de tono y volumen.

Incluso los sonidos de su deseo sonaban como música para mis oídos. Abrió un poco las piernas, me dio más espacio y quería facilitarme el acceso a su centro.

A la luz del fuego vi el brillo húmedo que ya rodeaba sus grietas. Su olor envolvió mis sentidos y se mezcló con el olor a hierba suave y fuego.

Sus gemidos sonaron como una canción en mi oído mientras mi lengua acariciaba sus labios hinchados por primera vez. Repetí estos movimientos unas cuantas veces y observé con interés cómo su espalda se enderezaba cada vez más. Empujó su pelvis contra mí más y más salvajemente y sus gemidos se hicieron más y más fuertes.

Ya estaba muy cerca del límite de su clímax.

Cuando mis labios rodearon su perla y sin previo aviso penetré su vagina con dos dedos, solo pasaron unos segundos antes de que el orgasmo la invadiera.

Oleadas de placer recorrieron todo su cuerpo. Sus músculos pélvicos rodearon rítmicamente mis dedos como si quisiera atraerme más hacia ella.

Pareció pasar mucho tiempo antes de que su lujuria disminuyera lentamente y el agarre en sus piernas se relajara.

Sin romper el contacto entre mis labios y su piel, lamí lentamente su cuerpo hacia arriba. La dejé saborear el sabor de su lujuria de mi lengua.

Completamente relajada, ahora estaba acostada debajo de mí y me devolvió el beso mientras me sostenía débilmente envuelto en sus brazos.

Las llamas a nuestro lado casi se habían extinguido, pero el frío de la noche no podía dañar nuestros cuerpos sobrecalentados a esta hora. Nuestros cuerpos se acurrucaron muy juntos.

Lentamente me quité los pantalones. Ella miraba todo con ojos curiosos. La fina tela de mis pantalones cortos era ahora todo lo que se interponía en el camino de nuestra unión.

Su respiración se aceleró mientras estudiaba el bulto de mis bragas. Luego empujó sus partes íntimas firmemente contra mis pantalones cortos y comenzó a frotarse contra mí.

Sentí la lujuria en mi cuerpo casi dolorosamente. Cada latido de mi corazón parecía servir únicamente para bombear más sangre a mi abultado pene erecto.

Sus manos se deslizaron por mi espalda hasta la cintura de mis bragas. Lentamente tiró de la tela sobre mí para borrar este último límite entre nosotros.

Con cuidado, para saborear nuestro deseo el mayor tiempo posible, me acosté encima de ella. Me apoyé en los codos para no poner todo mi peso sobre ella y aún así sentir todo su cuerpo contra mi piel.

Algunas veces dejé que mi glande se deslizara por su grieta. Cada vez que separaba sus labios un poco más y penetraba más profundamente en ella.

¡Apenas podía contener mi anticipación!

¡Con un movimiento repentino de mi pelvis estaba dentro de ella!

Sentí su calor húmedo envolviéndome, empujando contra mi miembro.

Nuestros gemidos conjuntos fueron el único sonido en ese momento. Por segunda vez esa noche, nuestra música llenó el área. Ninguno de nosotros estaba interesado en quién todavía nos escuchaba. Todo lo que importaba éramos nosotros y nuestros sentimientos el uno por el otro.

Por un momento nos quedamos inmóviles y disfrutamos el momento de nuestra unión.

Entonces comencé a moverme dentro de ella y la sentí seguir el ritmo de mis embestidas.

Todo su cuerpo se frotaba contra el mío.

Inclinando la cabeza hacia atrás, me presentó su hermoso cuello. Como por sí solo, mis labios se deslizaron sobre él, cubriendo de besos la delicada piel.

Aceleré nuestro ritmo un poco y pude sentir la tensión creciendo en cada músculo de su cuerpo. Intentó abrir más y más las piernas para sentir mi pene aún más profundo dentro de ella.

Su cueva húmeda me rodeaba más y más fuerte.

Cada movimiento aumentaba nuestro placer, aceleraba nuestro ritmo y nos acercaba a un clímax compartido. Sólo una delgada línea nos separaba de la euforia redentora del orgasmo. Volvió a rodearme con las piernas y con un tirón violento me empujó aún más hacia ella.

¡Con este movimiento, en este momento había llegado el momento!

Los gemidos de nuestra explosión conjunta llenaron la noche.

Los pájaros emprendieron el vuelo y el fuego que hacía mucho tiempo se había apagado se enciende para nosotros por última vez.

Cada músculo estaba tenso hasta el punto de romperse.

¡Cada pensamiento había dejado la mente para dar paso a este sentimiento abrumador!

La luna y las estrellas nos sonrieron. La noche volvió a cambiar mientras yacíamos exhaustos y felices junto a las brasas restantes del pozo de fuego.

El aire fresco encontró su camino hacia nuestras extremidades. Aunque todo en mí era reacio a soltarla de mis brazos, me puse de pie y, desnudo como estaba, caminé hacia mi bolsa de playa. Agarré dos mantas y corrí hacia ella.

Mientras escuchaba en la oscuridad, pude escuchar gemir a otros amantes. Por segunda vez hoy, nuestra música hechizó a nuestros oyentes. Nuestra canción juntos había llevado nuestro deseo y lujuria por otra pareja amorosa.

Mientras tanto, había puesto la leña restante sobre las brasas y avivado el fuego de nuevo.

No dijimos una palabra innecesaria.

Las sonrisas en nuestros rostros nos decían todo lo que se necesitaba. Con un agradable ronroneo se acurrucó en mis brazos. Envolví las mantas alrededor de ambos y supe que ninguna noche, sin importar cuán fría fuera, podría quitarnos el calor de este momento.

Nos quedamos dormidos junto al fuego, abrazándonos.

Custodiado por las estrellas y envuelto en una noche maravillosa.

2

¡VACACIONES EN TURQUÍA!

¿Vuela solo de vacaciones?

¿Volar sola a Turquía como una mujer rubia y muy atractiva?

Suena extraño, ¡pero así fue como sucedió!

¿Por qué? ya no lo se

Era agosto del año pasado. Mi jefe me dio dos semanas de trabajo a tiempo parcial porque no había suficientes pedidos durante los meses de verano.

Mis amigas no pudieron tener vacaciones con tan poca antelación. Yo no tenía un novio estable.

Entonces, ¿qué más me quedaba por hacer?

¿Pasar todo el día solo en Munich?

No, no tenía ganas de hacer eso.

Así que fui a una agencia de viajes y pregunté por una oferta barata de última hora.

¡Pavo!

Sólo en Turquía había hotel gratis y vuelo barato.

No lo pensé dos veces y reservé el viaje.

El hotel estaba en una playa cerca de Antalya.

Me sonaba mejor que diez días en Munich.

Entonces, haz las maletas y vete al aeropuerto.

El vuelo fue de solo cuatro horas y el viaje en autobús al hotel fue de solo una hora.

Entonces finalmente llegué.

¡Solo en Turquía!

Alto, delgado con cabello largo y rubio.

Aparentemente me llamó la atención cuando me registré, porque escuché silbidos polifónicos.

¡Pero no vi a nadie!

Está bien, fue difícil pasarme por alto. Había seleccionado mi ropa de verano antes de partir, un sostén con soporte, una camiseta sin vientre y sin espalda, pantalones cortos de mezclilla, tanga y solo zapatillas de deporte.

Al mismo tiempo habían llegado muchos invitados, así que yo mismo subí mi maleta a la habitación. Ya a la 1:00 pm pude desempacar mi maleta y decidí irme a la playa de inmediato.

Me cambié y me puse una camiseta amarilla holgada, tanga negra, boxers negros y chancletas, y me llevé las toallas y el protector solar. Dejé mi llave en la recepción y me dirigí al mar.

Por supuesto, olvidé mi identificación del hotel, que me dio bebidas gratis, en mi habitación.

No importa, pensé para mis adentros y escuché este silbido de nuevo.

¡Esta vez pude distinguir a dos empleados del hotel!

Tuve que sonreír para mis adentros porque ambos niños medían como mucho 160 cm de altura y por lo tanto casi ocho centímetros más bajos que yo.

Pero mientras me dejen en paz, deberían silbarme.

Llegué a la playa a esta hora y tuve un gran problema para conseguir una tumbona gratis. Le pregunté a un empleado del hotel que me explicó que había una tumbona para cada huésped. Me mostró la ubicación aproximada de donde tenía que estar el mío.

Después de una breve búsqueda, finalmente encontré la tumbona con el número de mi habitación. Todos los asientos a mi lado estaban ocupados.

Luego comencé a ponerme crema. El sol en Turquía en agosto estaba muy fuerte, así que decidí acostarme a la sombra.

"¿Te pongo loción en la espalda?"

Casi me sobresalté cuando una voz masculina sonó justo a mi lado.

Me senté y me quedé sin palabras al principio.

¡Frente a mí estaba el hombre de mis sueños!

Delgado, alto, musculoso y de pelo corto y negro.

guau !

Eso no puede ser verdad, pensé y tragué saliva.

Se dio cuenta de mi incertidumbre y sonrió.

"¿Te asusté?" preguntó en un tono suave.

"No, no", balbuceé en respuesta.

Me di cuenta de que estaba actuando como una chica pubescente conociendo a un chico por primera vez.

Tuve que cambiar eso rápidamente porque estaba inquieto por su mirada.

Metí la mano en mi bolsillo y le entregué mi protector solar.

"Me encantaría", le dije. "Pero solo si puedo ponerte loción a ti también".

Se rió y respondió con una voz sonora y melodiosa.

"Eso es lo que iba a pedir de todos modos".

"Está bien, entonces voy a empezar", le dije, levantándome y parándome junto a él. "Acuéstate boca abajo".

Él cumplió voluntariamente con mi petición. Me arrodillé a su lado y lentamente comencé a masajear su musculosa espalda.

Pasé mis dedos suavemente sobre su piel y sentí un escalofrío recorrer su cuerpo, parecía estar disfrutándolo.

Ahora era mi turno y tenía que acostarme boca abajo. Tiré mi cabello hacia adelante para que mi espalda quedara desnuda.

¡Me lo devolvió!

Muy, muy tiernamente me masajeó el protector solar. Lo disfruté, pero él era un poco descarado y accidentalmente acarició mis senos de lado, que ya se notaban.

¡Mis pezones se endurecieron!

Pero se convirtió en un explorador. Acarició mi columna con la punta de sus dedos, ahora me estremecí por todo mi cuerpo.

No me había recuperado de eso cuando con mucho cuidado me untó las nalgas.

¡Apreté los dientes para no gemir!

En realidad, debería haber puesto fin a esto.

¿Pero por qué?

Me gustaba y era el hombre de mis sueños antes incumplidos.

Aunque pensé brevemente: ¡No sabes nada de él, ni siquiera su nombre!

Me sacaron de estos pensamientos cuando felizmente untó mis muslos, el interior de mis piernas.

Cuando también tocó los huecos de mis rodillas con especial intensidad, tuve que morderme el labio de nuevo para no gemir.

"Ahora eso está bien", le dije deliberadamente descarado, a lo que respondió que tenía la sensación de que me había gustado mucho.

¡En ese momento lo miré y me sonrojé!

Me sonrió y dijo que el rojo me queda muy bien. Me recompuse y le di las gracias.

"Soy Tobias", luego se presentó.

-Laura- respondí.

"Recién llegaste hoy, ¿no?"

"Sí, hace apenas una hora".

"Y de inmediato te encontré. Este es mi día de suerte", dijo, sonriendo.

Hablamos de todas las cosas de Dios y nos llevamos muy bien de inmediato. Entonces tuve sed.

Me invitó a ir al chiringuito con él. Me puse la camiseta y caminamos hacia el bar. Nos sentamos muy juntos, nuestras rodillas tocándose.

Un escalofrío recorrió mi cuerpo.

Pero mientras tanto a mí tampoco me importaba, pidió por nosotros y brindamos. Tuvimos una buena charla, sus dedos acariciando mi brazo o muslo de vez en cuando.

Sentí la piel de gallina cada vez.

Podría haberlo escuchado por siempre, su gran voz me fascinaba. El tiempo pasó volando. Cuando el sol comenzó a ponerse, se dio cuenta de que era hora de ir a las habitaciones y cambiarse para la cena.

Cogimos las cosas de los sofás, entramos en el hotel y subimos a las habitaciones. Vivía en el mismo piso.

Tomé una ducha larga, luego me puse un sostén ligeramente firme, una blusa blanca, una minifalda negra, una tanga blanca y zapatos blancos de tacón alto.

Así que esperé y pronto hubo un golpe.

Rápidamente abrí la puerta y allí estaba parado frente a mí.

Vestía una camisa blanca, con los botones superiores desabrochados, y elegantes pantalones negros. Se veía muy bien y me sonrió.

Mientras bajábamos en el ascensor, me susurró tiernamente al oído.

"Estás preciosa."

Nos llevaron a la mesa y comimos algo. Me alegré cuando pudimos salir del restaurante. Ya estaba oscureciendo y me preguntó si debíamos dar un paseo por la playa.

Acepté feliz, como siempre había imaginado tal situación, caminando con el hombre de mis sueños en la playa a la luz de la luna bajo un cielo claro y estrellado.

Sin preguntar, tomó mi mano. Caminamos lentamente y en silencio hacia la playa, mi corazón latía con fuerza en mi garganta.

El agua ondulaba suavemente y las estrellas brillaban.

Tenía planeado decirle tanto, me giré hacia él, nos miramos y no pude sacar ningún sonido.

Me sonrió y asintió, como si supiera que quería decirle algo. Mi garganta estaba apretada, así que simplemente lo abracé y lo besé con fuerza en la boca.

Ahora parecía sorprendido.

Miré sus ojos brillantes y supe que él era el que siempre estaba buscando.

Rápidamente me devolvió el beso. Muy, muy tierno y gentil.

El beso pareció durar una eternidad. Cuando nuestros labios se separaron, caminamos sin decir palabra por la playa.

Me excitó su cercanía. La tela de mis bragas ya estaba pegada a mis labios.

¡Lo quería!

Pero, ¿podría decir eso?

Cuando llegamos al hotel, lo agarré de la mano y lo llevé a mi habitación. Abrí la puerta y segundos después estábamos en mi cama.

Estaba acostado, él estaba sentado sobre mi estómago y había presionado mis manos a la derecha e izquierda de mi cabeza.

"Ahora voy a torturarte hasta la muerte", respiró con amor.

"Puedes hacer cualquier cosa conmigo", respondí, respirando rápidamente. "¡Soy solo tuyo!"

Me besó, me mordisqueó las orejas, me hizo cosquillas en el cuello.

Pronto nos quedamos sin aliento.

Desabrochó los botones de mi blusa con una mano y jugó alrededor de mis pezones con la punta de los dedos de la otra mano. Su lengua conquistó mi boca. Gemí apasionadamente.

Ahora también le abrí la camisa y se la quité.

Besó mis pechos, tomó mis pezones entre sus dientes y los mordisqueó con ternura. Un escalofrío tras otro recorrió mi cuerpo, mientras tanto mis dedos se habían clavado en su espalda.

Ahora me arrancó la minifalda y el tanga de un tirón y me tuvo desnuda a su disposición.

Me miró con atención. Sus ojos se detuvieron extensamente en mi triángulo rubio de vello púbico. Abrí mis muslos y le di una vista clara de mi raja.

"Eres guapisima."

¡Ahora estaba lleno de pasión!

Sus pantalones y bragas aterrizaron al lado de la cama.

Ahora le pedí que se acostara.

Acaricié su vientre, su pecho, jugueteé con su mejor pieza y vi como su pene se erguía.

Cuidadosamente tomé su pene en mi mano, retiré su prepucio y mordisqueé su glande. Esto no lo dejó frío. Se puso duro y gimió.

Ahora jugué alrededor de su glande con mi lengua y tiré de su eje con mi mano. Luego me lo metí en la boca y jugueteé con él con la lengua. Moví mi cabeza arriba y abajo, su pelvis hizo lo mismo, llenando mi boca por completo.

Luego se dio la vuelta para que pudiéramos tomar la posición 69. Trabajó en mi vagina rubia y peluda con los dedos, los labios y la lengua. También parecía gustarle mi ano particularmente bien. Una y otra vez besó y lamió mi esfínter.

De repente sentí que su cuerpo comenzaba a temblar.

¡Su polla caliente vibró y pareció explotar!

Luego llegó a su clímax y bombeó su cálido esperma por mi garganta. ¡Me tragué todo y me di cuenta de que su miembro no perdía dureza!

Todavía estaba operativo.

¡El hombre de mis sueños tenía una polla de ensueño!

Nos miramos riendo.

Me deslicé un poco hacia adelante y moví mi trasero tentadoramente.

Pareció haber entendido mi petición y no tardó en llegar. Lo sentí enderezarse y colocarse detrás de mí. Su falo duro se frotó a través de mi grieta húmeda.

Con un solo y fuerte empujón, me penetró por completo.

¡Grité mi lujuria en voz alta!

¡Necesitaba esto ahora!

Sin sentimiento y ternura me golpeó duro.

Se inclinó hacia adelante y giró mis duros pezones con los dedos.

¡Grité de placer!

Así que al principio no noté cómo empujaba su glande a través de mi esfínter. Quise darme la vuelta, retorcerme, pero no tuve oportunidad.

¡Con un fuerte empujón penetró completamente en mis intestinos!

Me cogió por el culo en nuestra primera noche.

¿Qué tan genial fue eso?

Mi sueño. Finalmente se hace realidad.

En mi corazón soy una yegua anal sumisa y quiero que me tomen duro.

¡El lo hizo!

Me folló tan fuerte en el ano que ya tenía miedo de que me rompiera el rosetón.

Después de dos o tres embestidas, el dolor dio paso a un placer sin límites y me di cuenta de que volvería pronto. Su polla también se retorció en mis intestinos, pero continuó follándome con embestidas tranquilas durante mucho tiempo.

¡Entonces llegó el momento!

Ambos nos corrimos al mismo tiempo, en un orgasmo casi interminable.

"Perra cachonda", respiró con amor. "Acuéstate boca abajo".

"Pero estoy exhausto y quiero acurrucarme", respondí.

"¡Acuéstate boca abajo!" ordenó con más severidad.

La humedad goteaba de mis labios, su tono autoritario me puso tan caliente.

Así que me acosté boca abajo y abrí las piernas. Luego metió dos dedos de su mano izquierda en mi culo y empezó a follarme. Con la otra mano masajeó mi clítoris.

De nuevo estuve cerca de un orgasmo.

Cuando luego acarició mis labios y clítoris, me folló aún más fuerte en el culo con sus dedos, estaba hecho.

Lo que nunca creí posible sucedió.

Obtuve el orgasmo más fuerte de mi vida.

Los sentimientos que corren por mi cuerpo simplemente no se detenían. Me sacudí todo como un pez fuera del agua.

Después de aterrizar de nuevo en la tierra, nos abrazamos y besamos. Nos duchamos juntos y nos enjabonamos.

Volé solo a Turquía y no me arrepentí.

¡Por lo tanto, puedo recomendar este hermoso destino de vacaciones a todos!

3

¡ESPOSA INFIEL EN BELEK!

¡Vacaciones de nuevo por fin!

Después de los largos meses lluviosos en Munich, esperábamos con ansias el calor del sol de Turquía,

Aunque habíamos decidido nunca pasar las vacaciones en el mismo lugar dos veces, disfrutamos tanto de Belek el año pasado que reservamos una segunda vez.

Ah, sí, todavía no me he presentado.

Mi nombre es Marcel, tengo 29 años y lamentablemente solo mido 172 cm. Sufro mucho por mi baja estatura. Para empeorar las cosas, también tengo un pene pequeño.

Como no practico ningún deporte, mi figura no puede describirse como atractiva.

¡Pero los milagros suceden en la vida!

Estaba casado con una mujer de ensueño absoluto. Jennifer, llamada Jenny para abreviar, es muy delgada, tiene cabello largo y rubio y un tamaño de busto inmediatamente llamativo de 80 D. Está muy orgullosa de su apariencia, especialmente de su cabello, y se cuida en consecuencia. Ella es una empleada de impuestos capacitada y todavía trabaja en la oficina de impuestos donde completó su aprendizaje.

¡Que una mujer de esos sueños se casara conmigo fue un verdadero milagro!

Vivimos al oeste de Múnich, llevamos juntos cinco años y

llevamos casados seis meses. Entonces no teníamos tiempo para una luna de miel, así que lo compensamos en Turquía.

¡Pavo!

Ahora sabía por qué mi esposa realmente quería ir a Turquía.

Ahora sé que Jenny era amiga de un turco cuando era joven, quien también la desvirgó. Ella había estado saliendo con Kenan durante dos años y estaba enamorada sexualmente de él. Ella hizo todo lo que él quiso, entrenada como un cachorro. Para disgusto de sus padres, ya se hablaba de matrimonio. Pero su novio en ese momento cedió a la insistencia de su familia y terminó casándose con una chica turca. Ocurrió en unas supuestas vacaciones en Turquía, solo con sus padres, en el pueblo de donde provienen. Roscado por sus familiares que también eligieron a la novia.

Fue una gran decepción para Jenny y sus padres temían que se hiciera daño.

No sabía nada de eso, de lo contrario no habría reservado unas vacaciones en Turquía.

Conocí a Jennifer en el trabajo. La oficina de impuestos donde ella trabajaba también hizo mi declaración de impuestos. Un día encontré el coraje para invitarla. Ella aceptó y se casó conmigo cinco años después.

Cómo sé hoy, ella nunca olvidó el recuerdo de su novio turco.

Al comienzo de nuestra relación, tenía dudas sobre si realmente podría satisfacerla con mi pequeño pene, porque desafortunadamente solo mide doce centímetros y no es particularmente grueso.

Cuando le pregunté acerca de esta debilidad física mía, solo se rió y dijo que no importaba en absoluto. Solo dependería de cómo lo hicieras. Es importante en todo que se traten por igual y, por supuesto, con ternura. Estaba harta del dominio y el comportamiento machista de su primer novio. El amor está en primer plano en una sociedad, el respeto mutuo y la confianza, que respondes a los deseos de tu pareja, los tomas en serio y no lo tratas como a una persona inferior, como a un esclavo.

Le creí cada palabra.

No importaba que mi pene fuera pequeño.

Le creí cada palabra.

¿Qué tan ingenuo fui?

Pero amaba a mi esposa, así que confiaba en sus palabras. No me había arrepentido de un momento de estar con ella en cinco años. En mi opinión, también teníamos una vida sexual plena y satisfactoria y éramos muy felices juntos. Si había problemas, los hablábamos y, por lo tanto, casi no teníamos argumentos.

Estaba seguro de haber satisfecho suficientemente a mi esposa.

¡Era realmente muy ingenuo!

Ahora estábamos en Turquía y teníamos dos maravillosas semanas de vacaciones por delante aquí en la Riviera turca. El traslado desde Antalya solo tomó media hora, por lo que llegamos al hotel alrededor de la 1 p.m.

Gracias a Dios, solo otra pareja se bajó del autobús además de nosotros, por lo que no había mucha gente en la recepción. La habitación estaba lista y pudimos desempacar sus maletas de inmediato.

La habitación era perfecta. Estaba en el tercer piso de un ala de tres pisos en el lado izquierdo del complejo. El balcón daba al jardín con vistas ininterrumpidas sobre las palmeras hasta el mar. El clima estaba bien, ni una nube en el cielo azul, el aire estaba a 28 grados, el mar todavía estaba un poco frío a principios de verano, pero había una piscina climatizada. Nos reencontramos con ellos, todos los empleados del hotel con los que habíamos estado en estrecho contacto durante el último año y también nos reconocieron y saludaron calurosamente.

¡Nada debería perturbar nuestras vacaciones!

Solo queríamos relajarnos y descansar, solo queríamos pasar el rato y las únicas actividades además del amor, la comida y la bebida deberían ser algo de ejercicio, descansar al sol y caminatas cortas en la playa.

Por la noche, después de la cena, mi esposa quería ir de compras. Todo lo que teníamos que hacer era salir del hotel y cruzar la calle. En el lado opuesto había una tienda tras otra. Había joyerías , ópticas, farmacias, tiendas de ropa y muchos más.

Conocimos la tienda de jeans y camisetas más grande del año pasado. Ya habíamos comprado bastantes cosas aquí y siempre habíamos recibido muy buenos consejos.

¡Jenny quería ir a esta tienda!

No me preocupé porque recordaba que el dueño era muy amable.

Sacudimos varias tiendas, pero finalmente terminamos en la tienda de ropa y jeans de Hasan .

¡Aquí es donde Jenny quería ir!

Ella sonrió.

¿Qué tan ingenuo fui entonces?

El amable turco nos invitó de inmediato a un raki . Aceptamos con gratitud esta costumbre turca. Nos sentamos en la parte de atrás de la tienda y en veinte minutos habíamos bebido tres rondas de raki .

Qué amables son los turcos.

¡Qué ingenuos somos los maridos alemanes!

Había dos sofás de cuero en la parte trasera de su tienda y nos sentamos uno frente al otro. Hasan , el dueño de 35 años, fue extremadamente generoso con su raki hoy. Como siempre, fue muy amable y encantador. Sin embargo, parecía muy dominante en toda su apariencia, con su carisma. Mide aproximadamente 1,84 de altura y es un poco fornido. Con sus ojos oscuros es un verdadero mujeriego y orgulloso de ello. Se describe a sí mismo como el "semental de Belek ".

Después de la sexta ronda de raki , me dijo, de manera muy confidencial, pero de una manera que Jenny podía escuchar:

"Marcel, tengo un martillo en mis pantalones tan grande que una vez que follo a una mujer con él, no puede deshacerse de mi polla".

Conoces esos dichos.

Los turcos suelen tener una confianza en sí mismos exagerada con pocos antecedentes. Sin embargo, siguió mirando los enormes pechos de Jenny. ¡Eso me molestó! Literalmente quería que ella se lo relacionara a sí mismo. Después de sus palabras ella lo miró muy intensamente y tenía un extraño brillo en los ojos. Si fue solo el alcohol o el contenido erótico de su declaración, no podía decirlo sin duda. Sin embargo, nada de esto despertó ira o celos, sino que más bien me hizo, quizás por el ligero achispado que ya sentía, de alguna manera sentirme orgulloso de que mi esposa le causara tal impresión. Y de nuevo bebimos una ronda de raki y Hasan su té de manzana.

La zona de asientos en la que nos sentamos estaba ingeniosamente dispuesta. Probablemente estaba en la tienda, pero no era visible desde la entrada.

Ahora Chloé bajó las escaleras de la oficina de Hasan y se sentó con nosotros. Chloé , una suiza muy atractiva, pasó sus terceras vacaciones en Belek . Siempre la encontramos aquí en Hasan's en los tres viajes de compras y llegamos a conocerla un poco. Parecía obsesionada directamente con Hasan
.

Chloé se veía hermosa con cabello largo castaño oscuro y una figura increíble con un busto enorme. Llevaba una camiseta diminuta hoy que enfatizaba sus senos. Se notaba por los pezones abultados que no llevaba sostén. Ella también usó una minifalda ajustada y tacones altos. Todo parecía caliente, pero tenía un toque ligeramente cachondo.

Primero bebió un gran trago de raki de un vaso de agua. Hasan se limitó a su té de manzana.

No prestó mucha atención a Chloé durante nuestra conversación, sino que miró desafiante los pechos de mi esposa. Jenny vestía una blusa ligeramente transparente sin sostén, una delgada chaqueta de lino encima, jeans y zapatos abiertos con tacones bajos. Ahora que estaba sentada en el sofá, su chaqueta estaba ligeramente abierta para que sus pechos se pudieran ver claramente debajo de la blusa transparente.

Ella no mostró vergüenza.

¡De lo contrario!

Me dio la impresión de que realmente disfrutaba poder presentarse así.

Sus pezones estaban duros y presionados contra la tela de su blusa.

Cuando salimos del hotel, me di cuenta de que, contrariamente a su costumbre habitual, no llevaba sostén. Pero no me preocupé por eso porque hacía mucho calor.

¿Qué tan ingenuo puede ser un hombre casado?

Pero mientras Hasan miraba los senos apenas cubiertos de mi esposa, recordé que el año pasado, cuando nos despedimos de él, le dijo que cuando volviéramos a verlo, ya no debería usar sostén.

¡Me sorprendió un poco que implementara tal pedido, como una orden!

¿O fue solo una coincidencia?

Pero no podía ni quería pensar en eso, y ni siquiera tenía tiempo para eso porque Hasan comenzó el siguiente ataque en ese momento.

Sin dejar de mirar los pechos de Jenny me dijo:

"¡Tienes una perra cachonda! Ella tiene súper ubres, realmente genial para una paja con las tetas. ¡Dígale que se quite la chaqueta y se desabroche dos botones más de la blusa!

¡Deténgase! ¡Deténgase!

Pensé y debería haber protestado.

Al menos debí levantarme y salir de la tienda con Jenny.

Pero que hice?

¡Nada!

Debido a mi consumo de alcohol ahora algo avanzado y también por la situación caliente, me faltaban las palabras adecuadas.

Por supuesto, al principio me sorprendió un poco el lenguaje vulgar de Hasan y lo que me estaba pidiendo.

¡Mi esposa debería desabrochar más botones en su blusa!

¡Eso no es posible!

Luego, después de un breve momento de reflexión, lo encontré emocionante. La instrucción para ella, que debería pedirle que se presente aún más aquí en la tienda, fue un poco atrevida. Pero no podía negar que la situación era algo hormigueante. Además, no quería salir del armario ante Hasan como un aguafiestas estirado.

¡En la playa mientras tomaba el sol, mostró aún más su piel desnuda!

Ahora aquí en la tienda de Hasan probablemente fue un poco diferente, pero la idea de ver a mi Jenny sentada aquí con los senos casi desnudos me puso un poco cachondo.

Miré en la dirección de Jenny.

"¡Haz lo que acaba de pedir Hasan , porque yo también pensaría que sería genial si pudiéramos ver mejor tus tetas!"

Ya sea por la forma vulgar de hablar, que ahora también había adoptado, o por la instrucción sobre qué hacer, ella me miró con incredulidad al principio. En sus ojos brillantes y marcados por el alcohol toleraba incluso menos que yo, pero también podía ver una expresión de aventura y lujuria.

Le di un asentimiento severo para enfatizar la solicitud.

Ella entendió, primero me sonrió a mí, luego a Hasan , se quitó la chaqueta y luego se desabrochó los dos botones siguientes de la blusa como se le pidió.

Los tres los miramos y Hasan dijo que eso sería algo para empezar.

Jenny arqueó la espalda y, por lo tanto, presentó aún más sus senos. Ahora se podían ver los senos semidesnudos, el comienzo de las areolas y sus pezones duros, que atravesaban la tela. La tela delgada realmente no cubría los pezones y el resto de sus tetas.

Luego hubo otra ronda de raki , en la que Hasan incluso bebió uno también. Luego puso su vaso sobre la mesa y se volvió hacia Chloé .

"Su atuendo es mejor de esa manera, ¿no?"

La linda suiza examinó a mi esposa antes de responder secamente: "¡Los pantalones son molestos! Ninguna mujer con piernas tan delgadas debería usar pantalones. ¡Para eso se inventaron las faldas!".

Hassan asintió.

"¡Estás bien!"

Se levantó y fue a una habitación contigua. Cuando volvió sostenía una minifalda de cuero.

Me miró y me tiró la falda.

"Dile a tu puta rubia que se quite los pantalones y cualquier pantalón que tenga puesto. Luego se debe poner la falda y sólo la falda, ¿entiendes?"

¡Estaba indignado!

¡Me quedé impactado!

¡El turco llamó puta rubia a mi hermosa Jenny!

me puse duro!

Debido a que mi pene era tan pequeño, los demás no podían ver el pequeño bulto en mis pantalones.

Pero podía sentir mi dura polla frotando contra mis bragas.

Sin embargo, ¡su deseo fue demasiado lejos!

Estaba a punto de levantarme para ponerle fin cuando Jenny se acercó y tomó la minifalda. Se puso de pie y se tambaleó ligeramente hacia el vestuario. Ahora la miré con incredulidad.

Justo cuando estaba a punto de cerrar la cortina, vio a Hasan sacudir la cabeza.

Dejándolo abierto, se giró y se bajó los pantalones. Desde que se inclinó pudimos admirar su gran culo desnudo enfatizado por la tanga. Para mi asombro, esta expresión vulgar se volvió más y más normal incluso en mi mente.

Ella nos dio una mirada alegre por encima del hombro y sacudió su trasero un poco. Luego se quitó los pantalones por completo y agarró la cintura de sus bragas. Lenta y eróticamente se bajó la tanga.

Nuevamente movió su trasero mientras se inclinaba. Ahora incluso podías ver sus labios rubios y peludos entre sus muslos.

"Mira a esta zorra cachonda", me dijo Hasan , lamiéndose los labios. Lo reconocí asintiendo, como si fuera lo más natural del mundo que mi novia mostrara su vagina.

Completamente desnuda desde abajo, se dio la vuelta y nos presentó su arbusto rubio. Luego, lentamente, se levantó la falda.

"Simplemente genial este coño peludo rubio. Todas nuestras mujeres tienen vello púbico marrón oscuro o negro", dijo Hasan .

Yo tampoco podía apartar los ojos de mi esposa durante esta actuación. Olvidé mi enojo por el lenguaje vulgar de Hasan , pensé y hablé en sus palabras.

¡La situación era aguda!

Noté claramente el bulto en mis pantalones. Hasan también lo notó y me sonrió.

"¿Te gusta cuando tu hermosa zorra se muestra realmente cachonda?" él dijo.

¡Solo asentí!

Estaba increíblemente excitado cuando habló de ella de una manera tan vulgar y sucia.

"Sí, mi esposa puede ser una zorra muy cachonda", me oí decir.

¿Eso es lo que dije?

Estaba fuera de mí ahora.

Jenny volvió y se sentó a mi lado, de nuevo frente a Hasan en el sofá. Luego bebimos otra ronda de raki .

Estaba a punto de cruzar las piernas cuando Hasan volvió a negar con la cabeza.

Miró desafiante el dobladillo de la falda de mi esposa.

"Dile a tu puta que nunca vuelva a cruzar las piernas y también dile que las abra para que pueda ver mejor su coño de puta".

"Escuchaste qué hacer," dije, mi voz ronca.

Jenny me miró a los ojos, movió su trasero un poco hacia adelante y abrió las piernas. Fue genial cómo continuó mirándome a los ojos y obedientemente llevó a cabo la orden. Ahora todos podían ver los labios de sus labios húmedos y brillantes debajo de la falda que se había deslizado hacia arriba. Incluso su vello púbico rubio brillaba húmedo.

¡Mi esposa estaba emocionada!

Estaba tan mojada que su semen brotó entre sus labios y corrió por sus piernas.

"¡Así es!" dijo Hassan .

En el mismo momento, un vendedor llegó a la parte de atrás. Se dirigió a Hasan en turco.

Jenny y yo estábamos sorprendidos por esto. Rápidamente se enderezó de nuevo, se subió la falda hacia la derecha y puso su mano izquierda sobre la blusa abierta para cubrir un poco sus senos.

Hasan se levantó y fue al frente con el vendedor. Un poco más tarde volvió con un hombre extraño. Intercambiaron algunas palabras y Hasan le pidió que se sentara en el sofá de cuero. Por el sonido de las palabras, el hombre debe ser ruso. Así que se sentó junto a Chloé , en el espacio que Hasan había dejado libre, con una vista directa de mi esposa.

Hasan se paró detrás de él y noté que ahora estaba sosteniendo una cámara.

"Les presento a Jenny y Marcel y esta es Chloé ", señalando a cada persona. "Este es Ivan, un buen cliente de Rusia".

Con el nuevo invitado en la mesa, hubo una nueva ronda de raki . Se llenaron los vasos y todos brindaron. Noté el alcohol cada vez más y como vi en la mirada de Jenny, ella se sentía igual o incluso peor. Cuando los vasos estuvieron vacíos, Hasan volvió a alzar la voz.

"Y ahora, Marcel, puedes mostrarnos lo cachondo que te pone cuando muestras a tu zorra en público de esa manera. El bulto en tus pantalones antes fue prueba suficiente, ahora baja tus pantalones y saca tu polla. Quiero que Jenny vea cómo te excita cuando ella está en exhibición".

Como por obligación, me abrí los pantalones, los bajé junto con mis calzoncillos y expuse mi polla. Debido a la interrupción y al nuevo invitado, mi pene se había aflojado y ahora estaba entre mis piernas. Era tan pequeño y endeble.

Me puso un poco nervioso que Jenny, curiosa por las palabras de Hasan , me estuviera mirando.

"Mira, qué ralita tenemos ahí. ¿Quieres satisfacer a una mujer como Jenny con una tan pequeña?" Hasan se burló y se rió a carcajadas: "Ahora inclínate hacia tu perra y ábrele la blusa por completo. Iván querrá ver qué tetas tan grandes tiene tu esposa".

Jenny se apoyó con las manos en el sofá. Abrí su blusa por completo y la separé. Sus senos se destacaban muy bien, los pezones estaban duros y apuntaban 2 cm hacia adelante.

La vista y el hecho de que estaba presentando los senos de mi esposa a un completo extraño me emocionó. Mi pequeño pene se hinchó un poco.

"Mira, Jenny, cómo esto excita a tu novio", dijo Chloé , señalando mi polla.

Jenny ahora miró a mi pequeño con interés y registró mi lujuria despertada.

"¡Y ahora nos vas a mostrar todo el coño de tu esposa! ¡Vamos!" ordenó Hasan .

Como si estuviera en trance, me incliné de nuevo hacia Jenny y le subí la falda. Con una ligera presión desde atrás en su trasero, le pedí que se deslizara hacia adelante nuevamente.

Luego le abrí las piernas.

Para darle a Ivan una mejor percepción, separé un poco sus

labios mayores para que Ivan realmente pudiera mirar dentro de su agujero húmedo y brillante de esputo.

Mi polla era como una.

Tanto Jenny como Hasan lo vieron.

Hasan se rió y siguió tomándonos fotos.

A un asentimiento de Hasan , Chloé abordó a Iván, le sacó la polla, se inclinó sobre él y se la metió profundamente en la boca.

"Y ahora Jenny, enséñale a Iván cómo complacerte a ti misma . También puedes pajearte a tu pequeño", le ordenó primero a mi esposa y luego a mí.

Mi esposa tocó su agujero húmedo primero con uno, luego con dos y finalmente con tres dedos. Con el dedo índice de la otra mano se masajeó el clítoris salvajemente.

Chloé chupó con fuerza y con total devoción la gran polla de Iván. Jenny gemía más y más fuerte y yo me sacudía más y más fuerte. Llegamos a nuestro clímax juntos.

Derramé mi semen en un arco alto sobre el vientre de mi esposa. Jenny también se había rociado ligeramente por pura lujuria. Su jugo de placer corría por sus piernas en pequeños chorros. El ruso se vertió en la boca de la guapa suiza , que tuvo problemas para tragar la gran porción.

Hasan se rió y siguió sacándonos fotos.

Entonces Chloé se levantó, se acercó a Jenny, se inclinó sobre ella y le dio un beso francés. Se podía ver claramente el juego de lenguas de las dos mujeres. Entonces Chloé levantó un poco la cabeza y dejó que su saliva y los últimos restos del esperma de

Iván gotearan en la boca abierta de Jenny.

Iván se volvió hacia Hasan .

"¿Puedo follarme a la puta alemana rubia?"

¡Señaló a mi esposa!

Hasan se rió y sacudió la cabeza negativamente.

“La perra aún no está a la venta, tal vez la próxima. Hoy te tienes que conformar con Chloé . Pero para eso te la puedes follar por el culo hoy.”

Iván se levantó, tomó la mano de Chloé y la llevó arriba a la oficina.

Lástima, me hubiera gustado ver el ascenso anal.

"Ahora la van a domar adecuadamente, luego será más fácil para mí tomarla más tarde", dijo Hasan , rodeando el sofá y parándose frente a Jenny.

"Ahora es el momento de una mamada, puta", dijo, sonriéndome.

Jenny vaciló al principio, pero luego abrió los pantalones. Ella me miró con una mirada cachonda y una sonrisa en los labios y le sacó el pene.

¡Solo podía maravillarme!

Hasan realmente no había mentido, su cola tenía unos buenos 26 cm de largo y debía tener un diámetro de 5 cm.

¡Qué monstruo!

Pero a mi esposa pareció gustarle la vista.

¿Pensé que el tamaño no le importaba?

¿Qué tan ingenuo fui entonces?

Jenny se lanzó sobre la enorme polla, como si tuviera sed de un sorbo de agua. Primero lamió el glande, luego bajó el eje y volvió a subir hasta que finalmente se lo metió en la boca.

Ella trabajó en su polla con toda devoción.

Siempre me decía que no le gustaba tener un pene en la boca.

¿Se refería a mi órgano sexual?

Me levanté, caminé alrededor del sofá y me paré junto a los dos para poder ver mejor lo que pasaba.

Me gustaba mirar.

¿Era un voyeur?

Mi polla estaba dura de nuevo.

¡Acababa de regar! Por lo general, le tomaba horas volver a ponerse rígido.

Hasan , notando mi pene duro, empujó a Jenny y señaló mi polla. Dejó que su falo se deslizara fuera de su boca con un chasquido, miró a mi pequeño y se rió. Luego volvió a tomar la polla de Hasan en su boca y la sopló con todo el fervor.

Se reía del miembro de su marido mientras chupaba el pene de un desconocido.

Se suponía que debía estar enfadado, en lugar de eso, sacudí mi bastón dulce.

Al ver a Hasan correrse en la boca de mi esposa, bombeando grandes cantidades de semen por su garganta, yo también llegué a mi siguiente clímax.

Eché mi semen directamente sobre los enormes pechos de mi esposa.

Jenny tragó sumisamente el esperma extranjero sin desperdiciar una gota.

Esto, como todo lo demás antes, fue capturado en cámara por Hasan .

Jenny y yo todavía estábamos aturdidos cuando Hasan me pidió que la besara. Seguí su orden y le di un beso francés. Su boca aún sabía claramente al esperma de Hasan .

Para mi sorpresa, no me importó.

¡De lo contrario!

Por primera vez en mi vida probé el esperma de otro hombre.

¡Me gustó!

Después de eso, incluso lamí mi esperma de sus pechos.

La cara de Sabine, sus tetas y luego también se limpió el estómago y los muslos.

Hasan se para directamente detrás de mi esposa.

“Tu puta es realmente una zorra cachonda. ¿Realmente puedes follarla con tu pequeño? me pregunta

Mi boca se secó.

"Ella... uhh ... ella lo prefiere tierno", respondí.

"¡Mierda!"

Hasan la agarró por las caderas y la atrajo hacia él.

"¡Tu perra quiere que la follen como es debido!"

Veo un brillo en los ojos de Jenny cuando sintió su correa en su culo desnudo.

Hasan empezó a hacer jodidos movimientos, primero ligeramente, luego más fuertes. Los senos regordetes de Jenny rebotaron provocativamente arriba y abajo.

"Pero... uhh ... en realidad no", protesta ella.

Hasan se detuvo.

"¡Mira a tu esposo y dile que no sueñas con que una gran polla te folle muy duro!"

Jenny me miró mientras Hasan frotaba sus duros pezones entre el índice y el pulgar.

"¡Dile que no quieres que te masajee las ubres gordas!"

Ante mis ojos masajeó sus grandes pechos rudamente y con fuerza.

Jenny gimió suavemente, mirándome directamente a los ojos.

Sangre bombeada en mi pene de nuevo.

¿Cómo fue eso posible?

Este bastardo turco presionó su abdomen contra el culo de mi esposa y masajeó sus pechos y mi polla se endureció.

era un pervertido?

Entre sus piernas vi su enorme polla monstruosa frotándose contra su culo.

Jenny gimió más y más fuerte.

"¡Sí, te gusta eso! El debilucho no puede ofrecerte un gigante así, ¿verdad?" se rió con arrogancia y me miró con condescendencia.

Empujó a Jenny hacia adelante para que ella se apoyara con ambos brazos en el respaldo del sofá.

Hasan estaba justo detrás de ella, con la cola erguida.

"Vamos, perdedor, ven aquí".

Lo miré con incredulidad, pero me acerqué para poder admirar su enorme pene de cerca.

Hansa agarró su polla y acarició los labios mojados de mi esposa con su glande.

"Hmm... hermosa puerca mojada ", dice, sonriéndome.

Agarró su cabeza y la giró hacia mí. Ella me miró disculpándose. Veo la emoción y la codicia en sus ojos.

Continuó frotando su cabeza contra su vagina. Jenny mueve su abdomen de buena gana.

"¡Mira a su pequeño y dile qué polla quieres!" Hasan la desafió.

"Yo... uhh ... yo... quiero tu polla, Hasan . Quiero sentir tu gorda polla dentro de mí", jadeó y me miró a los ojos.

El Turco se rió y empujó su polla lentamente dentro de su vagina húmeda mientras ella gemía cachondamente .

Al ver a su gigante deslizarse lentamente dentro de mi esposa, comencé a masturbarme el pene nuevamente.

"¡Quítate las manos de la polla, perdedor! ¡Puedes masturbarte si te dejo!"

Luego comenzó a follar duro a mi esposa por detrás. La golpeó repetidamente en las nalgas.

Ella gimió y gimió a un volumen que nunca antes había escuchado de ella.

Sus grandes pechos se bambolearon provocativamente con sus fuertes y rápidas embestidas. "Oh , Dios, tu polla es increíble", gimió mi esposa.

No pasó mucho tiempo para que su primer orgasmo la sacudiera.

Hasan hizo una breve pausa y luego continuó follando duro. El turco parecía tener una resistencia sensacional. Se cogió a mi esposa más fuerte y más rápido.

Sus gemidos y gritos de placer ya estaban adquiriendo rasgos animales.

Hasan agarró su largo cabello rubio y tiró de su cabeza hacia atrás.

"Te gusta esa jodida pieza, ¿no?" Estar montada como una perra en celo. Eso es lo que quieres, ¿verdad?"

"Oh, sí... sí... por fin una gran polla. La necesito tanto . Dámelo , fóllame con tu polla gorda y caliente", gimió.

¿No dijo ella que el tamaño no importa?

¡No la reconocí!

Mi pequeño pene estaba tan duro que dolía.

Pero no se me permitía masturbarlo , el turco me lo había ordenado.

Hasan sacó su polla de su vagina. Estaba reluciente por la humedad.

"¡Date la vuelta y acuéstate en la mesa, puta!"

Ella obedeció inmediatamente su orden.

Tan pronto como ella estuvo boca arriba, empujó su falo dentro de su sexo y la golpeó dura y rudamente.

Sus grandes pechos se mecían adelante y atrás con cada empujón.

"¿Quién te folla mejor? ¿El cobarde o yo?" jadeó.

Jenny me miró. La lujuria se reflejaba en sus ojos.

"Tú... ohhh Hasan , follas mucho mejor que mi marido. Tu enorme polla se siente tan bien”.

Hasan se rió a carcajadas y continuó follando a mi esposa frente a mis ojos. La llevó de un orgasmo al siguiente.

Su cuerpo temblaba como si sus dedos estuvieran enchufados en un enchufe.

Luego la agarró, la levantó y la empujó sobre sus rodillas frente a él.

"Abre la boca, perra", ordenó.

Él empujó su cabeza gorda en su boca.

"Puedes masturbarte, cobarde mientras tu esposa se traga mi semen ", jadeó.

Había recibido permiso para masturbarme el pene.

¡Finalmente!

Sentí una profunda gratitud.

Inmediatamente empujé mi prepucio hacia adelante y hacia atrás a un ritmo rápido.

¡Finalmente pajearse!

Entonces vi a Hasan temblando por todas partes. Su cola se contrae.

Jenny sostuvo el eje grueso cubierto, se tiró con facilidad.

Reconozco sus frenéticos movimientos de deglución mientras disfruta de su semen. ¡Ella nunca me lo hizo a mí!

Ella me dijo que nunca bebería el semen masculino.

¿Qué tan ingenuo fui entonces?

Solo tuve que hacer unos pocos movimientos bruscos antes de correrme de nuevo. Me corro en arcos altos viendo a mi esposa lamer limpiamente la polla del turco .

"Puedes irte ahora", dijo Hasan , sosteniendo la cámara. "Estos son para el álbum familiar".

Nos vestimos con Jenny manteniendo la minifalda sin pantalones en absoluto. Con su blusa, blazer de lino y zapatos, caminó hacia el frente conmigo.

Nos despedimos de Hassan, quien atrajo a Jenny hacia sí mismo. Fuera de la tienda, es decir, públicamente y en mi presencia, metió la mano debajo de su falda y metió un dedo en su vagina.

Mientras la penetraba ligeramente, escuché su voz suave.

"Quiero follarte de nuevo mañana. Deshazte de tu cobarde".

Jenny asintió con la cabeza, empujando a Hasan a un lado y uniendo mi brazo. Juntos caminamos de regreso a nuestro hotel.

¡Resultó ser una fiesta interesante!

4

¡LISA ESTÁ DE VACACIONES!

"Quiero que vengas a mi habitación conmigo".

Lisa no podía creer que le había dicho esas palabras al joven. Su pulso estaba acelerado, mil pensamientos pasaron por su cabeza al mismo tiempo. Tampoco podía creer que en realidad lo había agarrado de la mano y ahora estaba subiendo a tropezones las escaleras hacia su habitación en el pequeño hotel con él sobre sus rodillas temblorosas.

No podía creer que realmente llegaría tan lejos. Pero lo que siguió sucedió de todos modos y sin que ella intentara recuperar el control de la situación.

Ella simplemente dejó que sucediera...

¿Cómo se llegó a esto?

Unas semanas antes, Tobias le había dicho que no podría tomar las vacaciones previstas en la costa atlántica portuguesa. ¡Lisa se sorprendió!

Toby era vicepresidente del club de fútbol local. El primer presidente, un buen amigo de los dos, tuvo un accidente de motocicleta y resultó tan gravemente herido que ahora no podía organizar y celebrar el gran torneo de aniversario para conmemorar el quincuagésimo aniversario del club.

Y así, su marido, al principio solo en insinuaciones y cláusulas subordinadas, pero finalmente explicó cada vez más clara y definitivamente que de todos modos era una idea loca volar de vacaciones tan poco antes de la fiesta y solo regresar a casa el fin de semana del torneo.

Al principio solo había estado decepcionada y triste.

El mismo hecho de que él hubiera querido irse con ella justo antes de este importante asunto para él, lo había tomado como prueba de que incluso después de diez años de matrimonio todavía lo amaba, que ella significaba más para él que sus compañeros de fútbol.

Los dos se habían casado jóvenes. Tenía tiernos veintiún años cuando le dijo que sí a Tobias, a quien ya había conocido en la secundaria.

En los años que siguieron, su relación se volvió cada vez más íntima. Recientemente, sin embargo, su vida sexual inicialmente ocupada había sufrido un revés significativo. Toby quería salir adelante profesionalmente, trabajaba mucho y muchas veces estaba agotado y distraído. También había evitado siempre el deseo de Lisa de tener hijos con el argumento de que primero quería "poner todo en orden en términos de carrera". Y así, el sexo había degenerado en un ejercicio obligatorio bastante desapasionado algunos fines de semana. Eso sí, ¡solo en algunos!

Se había dicho a sí misma que eso era normal.

Ella lo entendió , lo apoyó en todo lo que pudo.

Estaba tan feliz cuando, después de algunas deliberaciones, reservaron las vacaciones.

¡Y ahora esto!

Al final, había declarado desafiante que entonces simplemente se iría de vacaciones sola. Y para su asombro sin límites, Toby había accedido de inmediato.

"Bien, cariño. Relájate bien y deja que tus piernas cuelguen. Entonces puedo concentrarme por completo en los preparativos para la gran fiesta. Cuando regreses, dejaremos que la fiesta se rompa".

Lisa sabía exactamente que pasar un buen rato significaba una juerga sin sentido con sus amigos.

Pero se tragó su ira, ya había tenido más que suficiente en los últimos días. Así que lo dejó en un breve "Entonces estamos de acuerdo" y comenzó a contar los días hasta su partida.

En los días que siguieron, Toby ni siquiera se dio cuenta de que estaba extremadamente decepcionada y molesta. Despreocupadamente volvió a sus tratos normales y cotidianos con ella.

Cuando Lisa ya estaba sentada sobre sus maletas hechas, él la había vuelto a rodar la noche anterior a su partida y habían follado mecánicamente. Antes de rodar hacia un lado, la besó en la mejilla y explicó con una sonrisa orgullosa: "Para que tampoco me olvides en tus vacaciones".

Lisa había mordido su almohada en la oscuridad y no sabía si llorar, gritar o reír.

¿Cómo podía estar tan seguro de ella?

¿Cómo podía estar diciendo esas cosas después de una cogida tan mala? Se quedó despierta durante mucho tiempo esa noche...

Con un grueso tomo de historia, Lisa se acomodó en su tumbona bajo la colorida sombrilla. Todavía estaba sola en la playa solitaria, a la que se podía llegar dando unos pasos desde el hotel y que estaba situada en una pequeña bahía rocosa.

A ver quién aparecería aquí hoy.

Después de una semana su ira no se había disipado, pero cada vez tenía que pensar menos, simplemente se olvidaba de estar enojada. Observó esto en sí misma y supo que algunas cosas tendrían que cambiar después de su regreso. Habría muchas conversaciones largas e incómodas. Pero hasta entonces no podía cambiar nada de todos modos, así que decidió simplemente pasar un buen rato.

Ella literalmente cobró vida.

El sol, el movimiento en el aire del Atlántico, la paz y la tranquilidad y la buena comida en el pequeño pero buen hotel, que está un poco alejado de todo, la hicieron muy bien.

Siempre había tolerado bien el sol y desarrolló un bronceado saludable pero no demasiado profundo. Ahora le brotaban pecas en la nariz y el escote. Esto, combinado con sus ojos azules, le daba un aspecto juvenil y alegre a pesar de sus treinta y un años. Cuando se miró en el espejo por la noche después de ducharse, vio a una mujer atractiva: alta, de piernas largas y pechos llenos, formas firmes y curvas excitantes.

En realidad hecho para el amor y demasiado maduro para tener hijos.

Se acarició el pelo castaño y lacio, del que el sol había sacado algunos mechones claros y claros, y chasqueó los dedos con satisfacción. No se había sentido tan deseable en mucho tiempo. Es una pena que nadie haya pasado sus vacaciones en este hotel tan lindo, con quien un poco de coqueteo hubiera valido la pena.

Además de Lisa, había una familia con un hijo y una hija, dos matrimonios británicos de edad avanzada y el pequeño grupo de mujeres italianas que Lisa clasificó como la " Asociación de viudas católicas Pietra Ligure ". Algunos otros invitados iban y venían sin que ella los notara conscientemente.

Se ajustó las gafas de sol y siguió leyendo, que trataba sobre la autorrealización de una mujer noble del sur de Alemania deshonrada en la Alta Edad Media.

Pero después de unas pocas frases, los primeros buscadores de sol que se acercaban la distrajeron de nuevo y miró por encima de la montura de sus gafas. Siempre había sido curiosa y le gustaba observar. La feliz familia se mudó en fila india. El padre con entradas en el cabello y una barriga pequeña y redonda en el frente, lleno como un burro de carga con todo lo que puedas necesitar para un día en la playa. Detrás de él, su sonrosada esposa con un vestido vaporoso de colores y un gran sombrero para el sol, también empacó. Las pocas palabras que Lisa había intercambiado con ellos en varios encuentros habían sido amistosas, incluso sinceras. Detrás de su encantadora hija, tal vez de 11 años, estaba haciendo volteretas tras volteretas, sus trenzas negras volaban alrededor de sus orejas. El hijo volvió a trotar detrás de él, a cierta distancia. Hasta ahora, Lisa solo lo había notado por el rabillo del ojo. Posiblemente solo tenía dieciocho años, tenía un libro bajo el brazo. Lisa supuso que se estaba preparando para su diploma de escuela secundaria. Por primera vez ella lo miró más de cerca. Trató de parecer lo más aburrido posible. Al igual que él no pertenece con el resto del grupo. Alto y muy delgado, no mostraba la más mínima grasa. Los contornos de sus suaves músculos se mostraban por todo su cuerpo bajo su piel impecable. Su linda cabecita estaba coronada por gruesos rizos negros, y ahora también notó sus labios carnosos, que le daban a su apariencia algo muy suave a pesar de toda su aspereza.

"En unos años más, filas de mujeres jadearán detrás de ti, mi pequeña", pensó Lisa feliz.

Sus pensamientos vagaron de regreso a su propia juventud, a las vacaciones con sus padres. Qué tiempo tan conmovedor. Habían estado en Grecia cuando Lisa, a los quince años, estaba tan llena de hormonas que no sabía dónde estaba su cabeza.

Todo en ella floreció, empujó, se hinchó y tuvo que andar a tientas obedientemente detrás de sus padres. Qué mayor se había sentido cuando sintió las miradas codiciosas de los niños y hombres griegos en su cuerpo. Cuánto le hubiera gustado bailar con ellos en el aire fragante frente a la taberna por la noche, en lugar de eso, tenía que sentarse con sus padres en el apartamento de vacaciones y jugar al rummy. ¡Qué tiempo!

Volvió a su lectura.

La doncella empobrecida tuvo que defenderse de los avances impetuosos de un "primo" no amado. Pero Lisa ya no podía concentrarse en la historia. Los pensamientos de su propia juventud la habían agitado inusualmente y la habían puesto en un estado de excitación ligeramente hormigueante. Levantó la vista y vio que el niño se levantaba de la toalla y caminaba hacia el agua, deliberadamente indiferente, pero en realidad un poco incómodo e inseguro. Aceleró sus pasos, finalmente corrió hacia las olas y comenzó a nadar. Mientras lo observaba, llegaron nuevos recuerdos.

Inmediatamente después de graduarse de la escuela secundaria, se fue de vacaciones sola con su Toby por primera vez. Sus padres no habían sido demasiado estrictos con ella, pero tenían ideas firmes sobre lo que era y no era aceptable para una niña. Así que a Toby no se le había permitido quedarse con ella hasta entonces. Claro, los dos habían dormido juntos antes, pero las experiencias fueron en su mayoría apresuradas y no siempre cumplidas. En el asiento trasero de su Golf o en un cuarto oscuro en la fiesta de un compañero de clase. Así sucedió que durante estas vacaciones pudieron explorarse y disfrutarse en paz por primera vez.

Mientras tanto, el niño había nadado alrededor de uno de los afloramientos rocosos que enmarcaban la pequeña bahía a ambos lados. Así que había desaparecido por completo del campo de visión de Lisa.

En ese momento solo habían llegado a Lüneburg Heath, su anhelo el uno por el otro había sido tan intenso. Con movimientos erráticos, habían instalado su pequeña tienda de campaña en el primer mejor campamento que se encontraba en su camino.

Entonces habían disfrutado de su primera libertad.

Toby era un amante persistente y bullicioso con una polla poderosa. Los dos habían, con breves descansos, follar como locos. Fueron desalojados el segundo día, ya que sus juegos violentos se habían derramado de la carpa y las familias a su derecha e izquierda se habían quejado, temiendo por la salvación de sus pequeños. Los jóvenes montaron entonces su tienda de campaña al aire libre, en un pequeño bosque, y siguieron follando. Casi se llega a los primeros disgustos:

Lisa estaba un poco adolorida después de días de sexo. Toby se sintió ofendido cuando ella lo rechazó con delicadeza y, en su impetuosidad juvenil, no pudo simpatizar con ella. Pero un guardabosques que los expulsó del bosque en ese mismo momento le dio a Lisa el descanso que necesitaba antes de que los amantes finalmente pudieran vivir sus impulsos en otro lugar. ¡Qué tiempo!

En algún momento, Lisa también sintió la necesidad de refrescarse en las inundaciones. Ella nadó, yendo en la misma dirección que el niño. Con brazadas largas y poderosas, atravesó las frías aguas del Atlántico.

Se sentía fresca y libre. Hasta el momento no se había perdido de vista de la playa del hotel. Estaba encantada de descubrir que otras bahías se extendían a lo largo de la costa, volviéndose más pequeñas, más solitarias y más románticas a medida que aumentaba la distancia desde el hotel.

Decidió nadar hasta la orilla detrás del afloramiento más cercano para disfrutar de la paz y la soledad aquí por un tiempo.

Esta, o tal vez la próxima bahía? pensó y no pudo decidirse . Cuando finalmente giró hacia el interior, la playa del hotel estaba a una buena distancia. Deberías poder encontrar un lugar para calentarte aquí. A medida que se acercaba, el agua aquí estaba justo por encima de su cintura. Medio caminando, medio nadando, se abrió paso entre unas rocas hacia la playa.

¡Entonces de repente ella lo vio!

Oculto a los ojos de los otros vacacionistas, pero a menos de diez metros de ella, estaba parado en la playa. Apoyó la espalda contra una roca en el leve oleaje que solo le lamía los tobillos. Su cuerpo mojado brillaba bajo el sol del mediodía, que estaba alto en su cenit y bañaba toda la escena con una luz blanca y áspera.

El rocío creó una fina niebla casi luminosa.

Ahora vio claramente por qué el chico había buscado esta pequeña cala apartada. Su mano izquierda empujó hacia abajo la cinturilla de sus pantalones cortos de baño, en su mano derecha sostenía la polla más hermosa que Lisa había visto en su vida.

El miembro del niño era grande y duro. Suave y brillante, se elevaba abruptamente, salpicado de finas venas, coronado por un glande oscuro, perfectamente en forma de ciruela. Sus testículos abultados se habían asentado con mucha fuerza contra este magnífico mástil.

¡Ella no había esperado esta vista!

Con un breve grito de sorpresa, retrocedió.

¿El chico la notó?

¡Espero que el sol lo haya cegado! Instintivamente se metió en el agua. Aparentemente, el muchacho no se había fijado en ella, pues sin inmutarse continuó con lo que había comenzado.

Lisa observó embelesada cómo el chico jadeaba y abusaba de su garrote. Siseando pesadamente, respiró a través de sus dientes cerrados. La piel se tensó sobre sus músculos, los tendones y las venas de su cuello y brazo se hincharon. Su cara estaba torcida por el dolor. Su puño empujó de un lado a otro sobre esta magnífica paliza, de la que Lisa ya no podía apartar los ojos.

Por un lado, estaba constantemente tentada a retirarse lo más rápido y discretamente posible para no meterse en una situación embarazosa. Por otro lado, sucumbió a la fascinación de la idea de hacer algo prohibido o incluso un poco turbio. Un sentimiento que no había sentido en mucho tiempo. Y finalmente, simplemente quedó cautivada por la vista del enorme tocho que el niño estaba puliendo con tanta devoción. Sus movimientos se volvieron más erráticos ahora, todo su cuerpo se sacudía ligeramente de un lado a otro y sus bolas subían y bajaban.

Algo dentro de Lisa le dijo que no estaba bien seguir mirando al niño. O tal vez solo temía que una vez que él se corriera, él la notaría. Lenta y silenciosamente, retrocedió por el peñasco. Cuando estuvo segura de que el chico ya no la vería, comenzó a nadar de regreso a la playa del hotel con brazadas constantes.

Alcanzando su tumbona, se secó y se tumbó al sol para calentarse. Pero no podía quitarse de la cabeza la imagen del chico masturbándose. Después de un rato se sentó para continuar leyendo. Mientras tanto, el niño había regresado con su familia. Como si nada hubiera pasado, ayudó a su hermana menor a construir un castillo de arena. Por mucho que Lisa lo intentó, no pudo pronunciar más de dos líneas antes de tener que mirarlo de nuevo por encima de su libro. Estaba fascinada por lo que estaba escondido en sus pantalones cortos de baño. No pasó media hora antes de que el chico volviera al agua, entrando y desapareciendo como antes. Por mucho que a Lisa le hubiera gustado saber si lo volvería a hacer, no lo miraría en secreto por segunda vez.

En el transcurso de la tarde hizo varias "excursiones de natación" más, como Lisa quedó impresionada al descubrir. Y el espectáculo se repitió varias veces durante los días siguientes. Lisa estaba encantada de compartir este "pequeño" secreto con el niño, mientras las actividades de baño en la playa transcurrían tan despreocupadas. Y aunque sus pensamientos vagaron por su impresionante polla y su cuerpo tonificado cuando ella puso su mano sobre él mismo en las sábanas aireadas de su cama de hotel por la noche, no se le habría ocurrido en ese momento acercarse a él de ninguna manera.

Lástima, pensó Lisa mientras observaba desde la mesa del desayuno cómo la familia abordaba el autobús para un viaje de dos días a Lisboa. Ella misma emprendería el viaje a casa la tarde siguiente y así no podría ver más al chico de la gran polla. D luego se rió entre dientes, mis condolencias otra vez. Dos días de turismo por la ciudad con mamá y papá, no tendrás mucho tiempo para tus lindos juguetes.

Se asombró aún más cuando poco después cruzó la terraza hacia la playa del hotel con su cesta de baño y encontró allí mismo al chico con sus libros tomando un café.

¿Se veía correctamente?

¿No estaba a bordo?

Lentamente se dio cuenta: probablemente había conseguido que sus padres se tomaran este descanso y habían comenzado el viaje por la ciudad sin él para que pudiera estudiar en paz.

Sin más preámbulos, Lisa cambió su plan y se sentó dos mesas más abajo para pedir un café también. Justo cuando ella se llevó la taza humeante a los labios, el niño tomó un sorbo de su café.

Sus ojos se encontraron, ella le sonrió y él le devolvió la sonrisa furtivamente.

Dios mío, ¿qué estoy haciendo aquí? se preguntó al instante. Estoy coqueteando con un chico aquí que podría ser mi hijo. ¡ Lisa, cálmate y date un chapuzón en el fresco Atlántico!

Pero ella no hizo eso.

Con el pretexto de ajustar su silla al sol, se volvió para que el niño la admirara en todo su esplendor. Cruzó sus largas piernas morenas y siguió bebiendo su café con deleite. Como por accidente, tiró de la parte superior de su bikini y acarició suavemente sus pechos palpitantes. Le complació descubrir que se encontraba más atractiva de lo que había estado en mucho tiempo y que el chico la miraba cada vez con más frecuencia.

¿Qué diablo estaba montando?

Lentamente se llevó a la boca la galleta dulce que acompañaba al café mientras el grupo de viudas italianas se acercaba y, en medio de charlas mediterráneas, ocupaba la mesa entre ella y el niño. Aterrizó con fuerza en la realidad, agarró su traje de baño, se levantó y caminó hacia la playa.

No apareció aquí en todo el día.

Por la noche se sentaba en el bar del hotel con su libro obligatorio. Lisa se había puesto su vestido de seda gris claro de una sola pieza favorito para la última noche, que jugaba perfectamente con su figura en toda su simplicidad y resaltaba maravillosamente sus pechos llenos. Quería mostrarse a él por última vez, quería sentir una mirada furtiva y lujuriosa de él por última vez. Si lo hubiera pensado seriamente, probablemente se habría olfateado a sí misma. Pero el brillo en sus ojos que ella había notado en la terraza esa mañana le había hecho mucho bien. Desafortunadamente, no se dio cuenta de esto porque estaba de espaldas a la habitación y estaba absorto en su tomo en un taburete de la barra. Se sentó en un sillón y hojeó una revista femenina portuguesa, perdida en sus pensamientos. Y aunque hizo todo lo posible por borrar de su memoria la imagen del chico desnudo bajo el sol del mediodía y el flirteo implícito en la terraza del hotel, las imágenes seguían volviendo a ella. Dos martinis llegaron a su mesa uno tras otro. Por dos martinis estaba enfadada consigo misma. No sabía qué hacer consigo misma y con la velada que había comenzado. Su indecisión solo la hizo más indefensa.

Pero, ¿qué debería decidir hacer de todos modos?

¿Qué estaba haciendo ella aquí de todos modos?

Se sentía como una gallina estúpida. Finalmente descartó el pensamiento, que en realidad aún no había pensado, se levantó y quiso salir a la terraza. Ella pasó junto a él, girando sobre sus talones. Ella le habló sin plan ni intención.

Más tarde no pudo recordar de qué habían hablado exactamente. Había sido, simplemente, la conversación más honesta que había tenido en mucho tiempo.

Sólo recordaba una cosa con certeza: no se había quejado con él de su sufrimiento y no le había contado cómo había llegado a estas involuntarias vacaciones de soltera.

Un poco sorprendido al principio, habló abiertamente y sin dudarlo sobre sí mismo . Ella nunca hubiera esperado eso. Su estilo de conversación fácil contrastaba fuertemente con su comportamiento tímido cuando coqueteaba en la terraza, lo que lo hacía aún más atractivo para Lisa. Su conjetura resultó ser correcta: en realidad estaba a punto de graduarse de la escuela secundaria. Sin ninguna pose puberal, habló sobre sus planes y sobre las vacaciones.

Lisa sintió que su corazón latía más rápido, sus piernas se debilitaban.

ella estaba enamorada

¿Amoroso?

¡Ese no podría ser el caso!

Solo conocía al chico desde hacía unos minutos.

El resto de la tarde pasó volando. De todos modos, el bar estaba escasamente poblado y habían sido los únicos clientes durante un tiempo. Las luces se atenuaron lentamente para informar a los últimos visitantes que el bar estaba a punto de cerrar.

Lisa se aclaró la garganta, ligeramente avergonzada.

"Bueno, sería muy feliz si pudieras..."

Ella paró. En realidad, esta debería haber sido una despedida algo rígida. Durante una pequeña eternidad, ninguno de los dos dijo nada. Y luego le pareció que se escuchaba a sí misma desde muy lejos mientras colocaba suavemente su mano sobre su muslo y decía en voz baja:

"Quiero que vengas a mi habitación conmigo".

Los escalones de la escalera volaron hacia ella como en un sueño.

Tan pronto como la puerta se cerró de golpe, él todavía estaba en el pequeño corredor que conducía a la habitación iluminada por la luna, cuando él estaba sobre ella, ella sobre él. Olía tan maravillosamente a sol y juventud, sabía tan maravillosamente a playa y mar. Ya no estaba claro quién estaba seduciendo a quién, aunque Lisa podría haber mostrado un poco más de iniciativa en ese momento.

Sus manos recorrieron su cuerpo arriba y abajo y ella jadeó cuando él apretó su trasero y sus senos a través de la fina seda. Ella se lo puso fácil, solo unos instantes después su ligero vestido ya había caído al suelo.

Sus manos exploratorias sobre su piel desnuda la excitaron aún más, separó los labios. Casi con avidez, como si quisiera beberlo, su lengua se deslizó por su garganta, sus manos se envolvieron alrededor de su cuello y sus duras nalgas.

Finalmente desabotonó apresuradamente su camisa y sintió la cálida y suave piel debajo, palpando desde su pecho hasta sus duros músculos abdominales donde una pelusa negra se arrastraba hasta su ombligo.

¡Casi todas las mujeres estarían extasiadas ante esta vista!

Con la sangre latiéndole en los oídos, finalmente volvió su atención a lo que ya había sentido y percibido en su mente. Le desabotonó los pantalones y, sin dudarlo, tiró de ellos y de las bragas hasta los tobillos, arrodillándose frente a él mientras él se apoyaba contra la pared.

¡Entonces él literalmente saltó hacia ella!

Él se elevó y en la semioscuridad de la habitación parecía incluso más grande de lo que ella recordaba del encuentro secreto bajo el sol abrasador del mediodía. Llena de entusiasmo y, sin embargo, con reverencia y gentileza, tomó el eje. Era abrumador, tan duro ya la vez tan aterciopelado que podía sentir su pulso acelerado.

El chico gimió en voz alta.

Todo dio vueltas a su alrededor, se bañó en el éxtasis de que él la deseaba, que él se estaba acercando a ella, que estaba estirado hasta el punto de estallar y empujar y retorcerse, y unas pequeñas lágrimas de emoción brotaron de sus ojos.

Ella lo apretó con más fuerza, encerrando suavemente sus pesados testículos con la mano izquierda y él gimió en voz alta de nuevo. Sus labios se acercaron al glande reluciente.

Increíble, incluso su polla huele tentador, pensó brevemente. Cuando finalmente pasó la punta de la lengua por la parte inferior, solo para empujar los labios sobre la fruta que se retorcía en un movimiento audaz, el niño gimió como si alguien le estuviera poniendo las empulgueras, con las rodillas temblando.

Lisa dijo que el pulso de su punta se estaba volviendo más fuerte, quería darle tiempo y se echó hacia atrás, pero ya sentía un chorro de líquido caliente en su rostro. Siguió retrocediendo, pero el siguiente lo siguió, luego en su cuello, luego otro, el siguiente aterrizó en sus senos, otro, no se detuvo.

El chico se hundió en el suelo, respirando lenta y pesadamente.

Lisa se arrodilló a su lado mientras tartamudeaba tímidamente algo como "lo siento".

"No, ¿por qué es eso?" ella le respondió rápidamente, no queriendo desanimarlo. "Estás demostrando cuánto me quieres, eso me halaga ".

Podía sentirlo relajarse un poco. En la penumbra, ella le dedicó su sonrisa más feliz, acarició con picardía sus pechos relucientes con su salsa, recogió el líquido pegajoso con los dedos y luego lo lamió con deleite. Ella lo miró directamente a los ojos

"Hmm, realmente eres un fenómeno, ¡el más puro y delicioso!"

Eso no dejó de tener un efecto, ya que sus ojos se iluminaron y una pizca de sonrisa cruzó su rostro.

"Vamos, quiero más de ti", dijo, agarrando sus manos para tirar de él hacia la cama. Entraron a trompicones en la habitación, y él se quitó rápidamente la camisa y los pantalones alrededor de los tobillos para siempre . No había la menor duda de que el garrote, que se balanceaba frente a sus ingles y hacía mucho tiempo que se había enderezado nuevamente, se volvería aún más fuerte. .

Lisa volvió a tomar su jugo de sus senos para frotarlo en su raja. Quería estar preparada para su grande. Estaba tan emocionada que ni siquiera se había dado cuenta de que sus jugos habían estado fluyendo libremente durante mucho tiempo.

Cuando se tiraron en la cama, él estuvo rápidamente encima de ella. Se acostó impetuosamente sobre ella y ella notó que era más pesado y fuerte de lo que aparentaba en su esbelta constitución. A pesar de su enorme tamaño, al principio no alcanzó la entrada y ella sintió el calor del martillo en el estómago. Ella lo empujó suavemente hacia atrás un poco, finalmente lo agarró entre las piernas y finalmente lo dirigió a su entrada. Ella gimió suavemente cuando él la penetró en una sola pero infinitamente lenta y firme embestida.

¡Su respiración se detuvo por un momento!

¡Qué infinitamente bien se sintió!

¡Cómo había esperado esto!

Si en realidad era su polla o solo el pensamiento de su tamaño, no le importaba en ese momento. Estaba llena de él, con el peso de su cuerpo sobre ella, con su olor y su sabor. Lentamente y con incertidumbre, comenzó a moverse sobre ella.

Lisa estaba en el séptimo cielo.

Con Toby había aprendido algunos trucos a lo largo de los años para obtener el valor de su dinero cuando él se estaba volviendo cada vez más insensible.

¡Ella podría olvidar todo eso ahora!

Ella estaba simplemente cachonda. El hermoso chico encima de ella y su dura y hermosa polla dentro de ella solo la ponían más y más cachonda. Después de un tiempo, los movimientos del niño se volvieron más confiados y audaces. Su excitación aumentó, gruñendo suavemente y jadeando, sus embestidas se volvieron más violentas.

Dios mío, cuánto necesitaba esto, pensó Anna.

Sin palabras, ella lo animó en su mente:

¡Fóllame, mi grande! ¡Dame una buena paliza! ¡Lo necesitas, tanto como yo!

Y eso es exactamente lo que hizo. Su embestida se volvió más salvaje y condujo su pelvis hacia la de ella con más y más violencia. Ella envolvió sus piernas con fuerza alrededor de su culo de mármol. Sus poderosas embestidas, con las que literalmente la conducía a través de la cama, su peso sobre ella, su suave piel caliente sobre su estómago, sus pechos, su cuello y su tronco moviéndose constantemente de un lado a otro dentro de ella, hicieron que pronto llegara al orgasmo. Muy duro, muy intenso, muy fuerte, tanto que gemía desde lo más profundo de su garganta. Su cuerpo vibró de principio a fin.

El chico también empezó a jadear ruidosamente y la empujó con tanta vehemencia como si quisiera partirla en dos. Lisa trató de recomponerse en la medida de lo posible dadas las circunstancias. Quería ayudarlo, quería agarrar sus bolas para exprimirlas, pero no podía. Entonces de repente se detuvo.

Lisa sintió la sacudida de su mástil en su surco, que volvió a latir.

Se quedaron así por un tiempo sin moverse ni un poco. Luego se deslizó lentamente fuera de ella y rodó hacia un lado.

Ella se volvió hacia él y quería decir algo, cualquier cosa. Pero todo lo que le venía a la mente le parecía demasiado banal e irrelevante. Lo acababa de hacer con un chico que muy bien podría haber sido su hijo. Mil y un pensamientos pasaron por su cabeza.

Solo había una cosa que no tenía: mala conciencia hacia Toby.

¡Había engañado a su marido y le importaba un carajo!

Estaba completamente absorta en el aquí y ahora. Acostado boca arriba, cruzó los brazos detrás de la cabeza. Su orgullo no podía pasarse por alto, literalmente sonreía en la penumbra. Pero este orgullo no parecía nada pretencioso, simplemente dulce.

Con una sonrisa dichosa, ella acarició su pecho y estómago y descubrió que su pene aún estaba erecto después de la segunda vez.

¡La juventud es hermosa!

Tienes que celebrar las fiestas como vienen, pensó para sí misma, rodó sobre él y literalmente se puso sobre su gruesa vara.

Otro suspiro abundante sonó.

Sintió como si fuera a absorberlo aún más profundamente que antes, como si él corriera caliente y suavemente a través de sus entrañas y bajando por su garganta. Apoyó las manos en su pecho y dejó que su pelvis girara lentamente. Ella realmente disfrutó de esta posición.

Pronto olvidó lo emocionada que acababa de llegar. De un lado a otro, arriba y abajo, de un lado a otro, giró su trasero y casi escuchó a los ángeles cantar de nuevo, estaba tan excitada por este juego. El chico le acarició suavemente la espalda.

A Toby nunca le había gustado esa posición, probablemente porque significaba ceder demasiado control. Le había inquietado no poder determinar la dirección de la marcha. O tal vez tenía miedo de lastimarse cuando su alta y hermosa esposa lo montaba. Luego se suavizó un par de veces y se le escapó, recibió algunas miradas de enfado ya partir de ahí esa posición fue eliminada de su repertorio sin reemplazo, como tantas otras.

Por el momento, con el chico, que estaba actuando cada vez con más confianza, con el Wunderhorn debajo de ella, no había duda de eso en absoluto. Se balanceaba adelante y atrás en su poste como si estuviera atado a él. Ahora ella se inclinó hacia sus labios calientes, ahora echó la cabeza hacia atrás. Ella se estremeció desde la punta de los pies hasta el pezón cuando sintió su deliciosa polla dentro de ella, dirigiéndola exactamente como se sentía mejor con certeza de sonambulismo. Cuando finalmente abrazó sus pechos hinchados y pellizcó suavemente los pezones, se acabó para ella.

A diferencia del anterior, este orgasmo surgió lentamente, retrocediendo un poco para volver con más intensidad. Gimiendo suavemente, experimentó escalofríos tras escalofríos y justo cuando pensaba que había terminado, volvió a temblar. Nunca había sentido algo así en toda su vida.

Cuando finalmente terminó, notó que el chico la miraba expectante mientras ella se sentaba sobre él y no se movía más. Obviamente no había venido, pero todavía tenía hambre. Una dulce languidez se apoderó de todos sus miembros. Sintió un ligero tirón, no incómodo, en su vagina. Sabía instintivamente que después de este Monte Everest no volvería. Levantó la pelvis para liberarse de él, se arrastró hacia un lado y estiró el trasero hacia él. ¿Debería desahogarse un poco más con ella?

Al principio no entendió muy bien lo que ella quería de él, pero luego se arrodilló detrás de ella y de buena gana dejó que ella lo guiara. De nuevo agarró su polla entre sus piernas.

¿Cómo podía seguir siendo tan duro como una roca ?

Nuevamente lo condujo suave pero firmemente hacia su raja para tomarlo de inmediato.

No podía recordar completamente lo que pasó después. Ella había planeado exprimir el último poco de jugo de las bolas del chico con un paseo corto y ventoso desde atrás.

¡Pero no resultó exactamente como ella lo había imaginado!

La agarró por las caderas y la empujó con fuerza de nuevo. Clavó las manos en la ropa de cama y trató de devolver sus embestidas con la misma intensidad.

¡Quería acabar con él, su semental adolescente!

Pero como si supiera exactamente eso, ahora la agarró con más fuerza y tomó la iniciativa.

¡Cómo balanceaba las caderas!

¡Cómo variaba el tempo!

¡Cómo se detuvo repentinamente, retirándose lentamente casi por completo, empujando lentamente hacia ella en toda su gloria, solo para retirarse un momento después a su puerta, solo para empujar de nuevo, luego construir de nuevo, empujando de un lado a otro con fuerza e impetuosidad!

¡Qué tremendo talento natural!

¡Qué hijo de puta dotado!

Como dos grandes bestias apareándose con un trueno, sus cuerpos se aplastaron en la gran cama. Lisa gimió suavemente y durante mucho tiempo había sentido que esto no terminaría tan rápido como había imaginado...

Siguió azotándola frente a él. Hacía tiempo que había cesado toda resistencia y se había resignado a su destino como su devota yegua. Cualquier pensamiento de humillación le era completamente ajeno. Ella disfrutó al máximo siendo codiciada tanto, siendo tomada tan tormentosamente por un chico lindo lleno de vigor juvenil . La noche de finales de verano más templada que se pueda imaginar entró por la puerta abierta del balcón. Sus cuerpos sudorosos brillaban a la luz de la luna mientras se retorcían juntos en la gran cama del hotel. Los grillos cantando ruidosamente afuera aseguraron que los jadeos y gemidos de la habitación no llegaran a oídos no deseados. Y una y otra vez le entregó su robusto cetro, y una y otra vez ella aceptó agradecida el regalo.

Más tarde no recordaba cuánto tiempo había seguido así. No se había dado cuenta de que cada vez que él se empujaba profundamente dentro de ella por última vez, se descargaba rugiendo por tercera vez, porque en algún momento sus sentidos le habían fallado.

Cuando despertó era el amanecer. Había dormido tan profunda y profundamente que le dolía un poco la cabeza. Poco a poco se dio cuenta de que la habían jodido hasta que se desmayó. Sus extremidades aún estaban suaves como pudín.

El chico yacía junto a ella.

Por un momento ella miró su cuerpo delgado. Su miembro yacía ahora flácido y pesado, pero aún hermoso, sobre su muslo. Finalmente inhaló su olor por última vez mientras besaba suavemente su frente y lo despertaba con una palmada en el pecho.

"Lo siento, niño grande, pero creo que es mejor que regreses a tu habitación antes de que el negocio del hotel se despierte. Probablemente no sea de tu interés ni del mío que nadie se dé cuenta de dónde pasaste la noche".

Todavía somnoliento, se levantó y se vistió, aunque Lisa no quería quitarle los ojos de encima. Vacilante, finalmente se acercó a ella y quiso decirle algo, pero ella rápidamente puso su dedo sobre sus labios.

"Fue la noche más maravillosa de mi vida. Gracias", fue todo lo que le dijo antes de empujarlo con suavidad pero con firmeza, lo que él dejó pasar sin resistencia.

Después de cerrar suavemente la puerta, respiró hondo. Por primera vez desde ayer, sus ojos se posaron en la maleta casi completamente empacada en el baño. Lo arreglaría para que no se encontrara con el chico cuando fuera a la recepción para pagar la cuenta y pedir un taxi para el aeropuerto. No tenía apellido, ni dirección, nada de él. Pero eso no la puso triste. Era mejor así. Pensó resueltamente en su regreso a Alemania.

¡Oh, sí, las cosas tendrían que cambiar en casa!

5

ESQUÍ EN SÖLDEN!

Los tres queríamos ir a Sölden en Ötztal para unas merecidas vacaciones de invierno. ¡Realmente!

Pero luego llamó Marco. Había sufrido una rotura de cápsula mientras practicaba deporte. No podía montar. Pero debido a los costos, eso no es un problema, tiene un seguro de cancelación de viaje. Debemos conducir con calma.

Una semana después llamó Tim. Su jefe tenía una tarea para él.

Acuerdo de venta en Estocolmo. No quería perder la oportunidad de ascender. El jefe también correría con los costos de las vacaciones canceladas.

Genial, ahora tenía dos personas que pagaron las vacaciones, pero ¿ viajo solo? Había estado esperando una semana de esquí durante mucho tiempo. ¿Pero solo?

¿No se volvería aburrido?

Conducir montaña abajo solo era la mitad de divertido que en grupo. Sentarse a solas con el ciclista en la cabaña tampoco prometía exactamente el factor de diversión deseado. Pero no quería pasar mis merecidas vacaciones solo en casa.

Yo también estaba muy feliz de volver a esquiar.

Por lo tanto, después de mucha deliberación, decidí pasar las vacaciones solo.

Debido a la ausencia de mis dos amigos, tenía un apartamento grande de tres habitaciones y dos baños para mí sola.

Salí muy temprano el sábado. Sölden estaba a unos doscientos kilómetros de Munich. Debido al intenso tráfico de la autopista A8, tardo algo más de tres horas en recorrer la distancia.

Pero llegué a mi apartamento de vacaciones poco antes del mediodía, para poder ir a esquiar por la tarde.

Había dejado mi maleta en el apartamento, la desempacaría más tarde. ¡Solo súbete a las pistas!

El sol brillaba, el cielo estaba azul, las pistas estaban bastante vacías el sábado, por lo que casi todo fue ideal. Sin embargo, la nieve no era tan buena. Hacía mucho tiempo que no nevaba. Aunque las pistas estaban bien preparadas, se podían formar capas de hielo aquí y allá.

Después de que me acostumbré a la sensación de tener tablas bajo mis pies nuevamente, sucedió. Cuando me hice más valiente, resbalé en una losa de hielo y me deslicé cuesta abajo a toda velocidad. Me deslicé un poco antes de poder girar, de modo que mis pies apuntaran cuesta abajo y pudiera presionar los esquís en la nieve para reducir la velocidad.

¡Pero era casi demasiado tarde!

Me deslicé hacia un grupo de tres personas.

Si eso va bien.

Pero tuve suerte.

Golpeé el zapato de la mujer que estaba en la parte superior del grupo con mi esquí. Pero no tan fuerte como para que se cayera. Miró a su alrededor con asombro, ya que no había notado nada de mi caída de antemano.

"Pero ten cuidado", me espetó mientras apuntaba con sus esquís valle abajo y bajaba a toda velocidad. Todo lo que vi fue unos pantalones de esquí blancos, una chaqueta negra y una larga cabellera roja que revoloteaba por debajo del casco de esquí.

¡Excelente!

Buen comienzo de vacaciones. Encontré buenos amigos de inmediato.

Cabra tonta!

Me levanté, sacudí la nieve de mi ropa y seguí conduciendo tranquilamente. Más tarde volví a ver al grupo. Había dos mujeres y un hombre.

Me quedé ahí el resto del día. No más caída. Y fue muy divertido, incluso si tenía que conducir solo.

Por la tarde hice el descenso del valle. Una vez en la parte inferior, me puse los esquís al hombro para cruzar el estacionamiento hasta el autobús de esquí.

De repente, un coche dio marcha atrás directamente hacia mí.

¡Aparentemente el conductor no me vio!

Golpeé mi mano en la tapa del maletero, pero el auto aún golpeó mi pierna. Sin embargo, solo un poco, antes de que un frenado sobresaltado lo detuviera.

La puerta se abrió de golpe.

He aquí, el esquiador pelirrojo salió.

"Lo siento. No te he visto. ¿Te ha pasado algo?"

"No. Simplemente salió bien. Puede haber un moretón, pero no hay problema".

"Lo siento por eso. Probablemente estoy un poco molesto. Te daré mi dirección. Si hay algo más, puedes ponerte en contacto. Por supuesto que pagaré todo".

Ahora tuve la oportunidad de mirarlos un poco más intensamente. El pelo rojo le sentaba bien. El rostro era estrecho, con brillantes ojos verdes que sin duda podían brillar cuando se reía. Lo cual, por supuesto, no estaba haciendo en ese momento. La figura solo podía adivinarse bajo el grueso equipo de esquí, pero parecía esbelta y elegante. Altura estimada casi 170 cm. Debía tener alrededor de 40 años y su nombre era Natalie, según supe por la nota con la dirección. Vivía en Nuremberg, no muy lejos de Munich.

Un franconiano !

Bien, eso explicaba muchas cosas.

Desafortunadamente, Franconia es parte de Baviera, pero creo que solo se tolera por lástima, porque de lo contrario no serían aceptados por ningún otro estado federal. Sí, nosotros, los habitantes de Alta Baviera, teníamos un gran corazón.

La bella franconiana me hizo una breve y sublime inclinación de cabeza, se dio la vuelta y desapareció de nuevo en su coche.

Tuve que darme prisa porque el autobús de esquí ya se acercaba.

Cuando llegué al departamento, salté bajo una ducha tibia. Luego deshice mi maleta.

Estaba bastante solo, solo en un apartamento grande.

Por la noche caminé por Sölden y busqué un buen restaurante. Era una cabaña rústica con buena comida y una muy buena selección de vinos. Decidí regalarme una botella de vino tinto. Incluso si una botella fue demasiado para mí solo. Pero era mi primer día de vacaciones, así que me permití ese lujo.

Después de la comida surgió una necesidad y fui al baño.

¿Y a quién vi en el camino?

franconiano pelirrojo !

Estaba sentada sola en una mesa pequeña y miraba con tristeza un vaso de coca cola que tenía frente a ella.

“Hola. Entonces nos volvemos a encontrar”, le hablé a su amiga.

Levantó la vista y me miró con ojos confusos.

" Uhhh ... hoy en el estacionamiento. Tuviste la amabilidad de gritarme", continué.

"Oh, sí", respondió ella. "Lo siento, no te reconocí".

"¿Dónde están tus amigos?"

"Oh, ese imbécil", dijo espontáneamente. Una lágrima rodó de su ojo.

La palabra "A" parecía extraña viniendo de la delicada boca de una mujer hermosa, pero debe tener su razón para ello.

"¿Muy malo?"

"Peor aún", respondió ella.

"¿Te gustaría venir a la mesa conmigo? Yo también estoy soltera, así que puedes hablar de tu frustración si quieres".

Ella pensó por un momento y luego asintió.

"Me iré por un momento. Luego regresaré y podemos ir allí".

Dicho y hecho. Cuando salí del baño, ella se levantó y sacó de debajo de la mesa una bolsa de lona bastante grande que no había visto antes.

¿Quién va a un restaurante con una bolsa de viaje ?

Parecía haber un problema mayor. Ella me siguió y nos sentamos en mi mesa.

"¿Una copa de vino también? La botella es demasiado para mí de todos modos".

Ella estuvo de acuerdo y rápidamente el mesero trajo otra copa.

Brindamos el uno por el otro.

"Soy Lukas", le ofrecí el "Du".

"Natalie", respondió brevemente y asintió con la cabeza.

"Entonces dime. ¿Qué pasa?"

“Probablemente viste que éramos tres en la pendiente. Mi amigo Tim y mi novia Alina .”

Asentí con la cabeza.

"De camino a casa, Tim dijo que le dolía la cabeza y que se estaba hundiendo. Mira se unió a él porque de todos modos no tenía amigos esquiando. Debido al clima soleado, decidí continuar por mi cuenta. Así que nos separamos y Quería encontrarnos en el hotel a las cinco", dijo con voz tranquila.

Cogió su copa de vino tinto y tomó un largo sorbo.

"Luego conduje por un tiempo, pero no es tan divertido solo. Así que volví al hotel alrededor de las tres. Sin embargo, Tim no estaba en nuestra habitación, aunque pensé que estaba acostado debido al dolor de cabeza. Así que fui al balcón a fumarme un cigarrillo. Entonces escucho ruidos muy claros de la habitación de al lado donde vive Alina . Me incliné sobre el parapeto para ver qué estaba pasando. No había corrido las cortinas. Y ahí veo a mi Tim desnudo sobre la cama, como se folla a Alina por detrás. El pendejo. ¡Esa perra! Solo estuvimos juntos tres meses. ¡Y luego me engaña con mi mejor amigo! Mal, ex-novia. Esa estúpida vaca".

Cuando Natalie cuenta esto, las lágrimas corren por sus mejillas.

"Fui allí, golpeé la puerta y le grité a la mitad del hotel. Tim abrió la puerta desnudo. Así que lo abofeteé y volví a nuestra habitación, tiré algo de ropa en la bolsa y salí corriendo. He estado sentado aquí desde entonces."

"Buena mierda. ¿Y ahora? ¿Adónde vas?"

"Ni idea. Le pregunté a tres hoteles si todavía tenían una habitación. No quiero volver a mi hotel. Pero todo está cubierto".

"Puedo entender que no quieras volver a tu hotel. Pero tienes que dormir en algún lado. No puedes dormir en el auto a esta temperatura".

"No, por supuesto que no. Probablemente me iré después y conduciré a casa en mi auto. Son solo cinco horas de viaje hasta Nuremberg".

"Pero eso no es una buena idea. En tu condición en la autopista. Además, ya has estado bebiendo".

Lo pensé por un momento.

"Si quieres, puedes dormir en mi apartamento. Tengo suficiente espacio".

Luego le conté sobre mis amigos y mis vacaciones en solitario no planificadas.

Ella asintió, algo sospechosa. Probablemente pensó que quería aprovecharme de la situación y convertirme en un buen conejito de esquí. Pero eso estaba lejos de mi mente.

Así que ella accedió, probablemente por necesidad.

Terminamos tranquilamente la botella de vino y charlamos de muchas cosas, pero evitamos muy bien el tema de los amigos. Luego nos fuimos. Cogí su bolso y en unos minutos habíamos llegado a mi apartamento. Arriba le mostré las habitaciones y le dejé elegir cuál tomar.

Luego la dejé sola para que pudiera desempacar su bolso.

"El baño está aquí", le mostré las instalaciones. Para llegar al baño, tuvo que pasar por la sala. Había elegido la habitación con el baño adjunto, así que ella tenía el otro baño para ella sola.

Ahora finalmente tuve la oportunidad de echarles un vistazo más de cerca. Como sospechaba, era delgada pero no demasiado flaca. Piernas largas metidas en jeans ajustados. Un trasero firme. Estómago delgado y un pecho que no era demasiado grande pero se adaptaba a su figura. En general, para los estándares de Franconia , una mujer muy atractiva . Estaba asombrado e impresionado al mismo tiempo.

Como ambos estábamos cansados, me despedí y le deseé buenas noches, señalando que no debería tomárselo tan a pecho.

A la mañana siguiente el sol entraba por la ventana y me levanté para hacer el desayuno. Pero llegué tarde. Cuando entré en la sala de estar, el desayuno ya estaba en la mesa y Natalie estaba sentada detrás de una gran taza de café humeante. Se desplomó un poco, pero aparentemente se sentía un poco mejor. Sin embargo, tenía los ojos llorosos.

"Buenos días", me saludó amablemente.

"¿Dormiste bien?"

"Estuvo bien. Gracias".

En el desayuno hablamos de sus planes. Ella no quería ser una carga para mí y quería conducir a casa hoy más tarde. Me alegro de tener algo de entretenimiento, pude persuadirla para que se quedara unos días más. Debería aprovechar el buen tiempo e ir a esquiar un poco. Ella estaba tan ansiosa por eso.

Después de algunas dudas, ella accedió.

Pasamos un día maravilloso en las pistas. Natalie parecía alegre y feliz. Era una muy buena esquiadora, para ser de Franconia .

Por la tarde terminamos a las cuatro y nos adentramos en el valle.

Refréscate en casa y tómate un café. Así es como podrías disfrutar de la vida. Natalie se había relajado más y más a lo largo del día. Pero ahora algo la estaba molestando.

"¿Qué esta pasando?"

"No empaqué todas mis cosas ayer cuando salí corriendo así. Solo lo esencial. ¿Irías al hotel conmigo a buscar el resto? Tengo miedo de enfrentarme a Tim solo".

"Claro, podemos hacerlo. Es mejor si nos vamos de inmediato, entonces lo dejarás atrás".

Cuando llegamos al hotel, fuimos directamente a su habitación. Tocó y poco tiempo después Tim abrió la puerta.

"No digas una palabra. Solo quiero buscar mi ropa. Luego me iré de nuevo".

"Oh, no. Arma tanto alboroto ayer y encuentra un nuevo amante hoy", dijo con arrogancia en su susurrante dialecto de Franconia .

¡No, eso no es posible en absoluto!

Me acerqué a él.

"Cálmate, pequeña", le susurré con un tono peligroso.

Se retiró y se sentó en una silla, muy bien educado e intimidado. ¡Detente Frank!

Natalie empacó sus cosas y en cinco minutos nos habíamos ido.

"Gracias. Nunca lo habría hecho solo. Probablemente habría dejado mis cosas. Y todo por culpa de ese estúpido ... "

"Para," la interrumpí. "No siempre esa palabra. Tampoco vale la pena enojarse por él. Incluso si todavía duele, ¡olvídalo lo antes posible!"

"Lo intentaré. Solo quiero ir a esquiar unos días más si no te molesto demasiado", me guiñó un ojo.

"Me alegro cuando tengo a alguien con quien hablar. Las vacaciones solo son un poco aburridas".

Al día siguiente volvió a brillar el sol. Fue divertido conducir con ella. Yo tenía un nivel mucho más alto, pero ella lo compensó con descaro y coraje.

Por la noche volvimos a salir a comer y todos se acostaron.

Continuó así el martes.

El sol brillaba y volvimos a conducir por las rutas correctas. Por la noche, después de la ducha, me senté en la sala de estar y leí el periódico.

Al parecer, Natalie aún no había terminado. Después de diez minutos, la puerta del baño se abrió y ella salió. Llevaba bragas de encaje negro con un sostén a juego.

Casi se me cae la mandíbula.

Ella simplemente se veía sensacional. Su cuerpo tenía una perfección que me recordaba a una diosa griega.

"Disculpa. Pensé que aún no habías terminado. Me vestiré".

Estuve a punto de decirle que no usara nada más de ahora en adelante, pero rápidamente desapareció en su habitación, dándome una última mirada a su increíble trasero.

¡Qué era ese trasero!

Tenía un trasero apretado y tonificado que se movía con gracia mientras caminaba. A mi pene también le gustó esto, porque comenzó a erguirse, radiante de alegría.

Cuando volvió con un chándal esponjoso, no dejaba de pensar en lo que llevaba debajo.

"¿Qué te parece si nos quedamos aquí esta noche y cocino algo para la cena? Entonces tendremos una agradable velada. Hoy se estrena una gran película que me gustaría ver".

"Claro", estuve de acuerdo.

Después de la comida nos sentamos uno al lado del otro en el pequeño sofá.

"¿Puedo apoyarme en ti? Entonces puedo poner mis pies en el sofá. Se están poniendo muy fríos", me preguntó.

"Por supuesto", por supuesto que respondí, todos los caballeros.

Levantó los pies y se meció en el sofá para poder apoyarse en mi pecho y ver la televisión. Nos cubrimos con una manta para que no tuviera más frío.

Olí el aroma fresco de su cabello, sentí su calor y su cuerpo tierno.

Nuevamente mi miembro comenzó a erguirse.

Espero que ella no se dé cuenta. Pero tampoco quería cambiar mi posición , de lo contrario ella podría sentarse de otra manera. Así que fue muy agradable.

Su cabeza ahora descansaba sobre mi hombro mientras miraba la película atentamente. Eventualmente ella puso su mano sobre mi estómago. Ella se quedó muy quieta. Pero el calor pareció quemar un agujero en mi camisa. Después de un rato empezó a mover la mano muy lentamente. Dio vueltas sobre mi estómago. Círculos muy pequeños que lentamente se hicieron más grandes. Llegó al borde de mis jeans. Pero sólo marginalmente.

Luego tomó su mano y la puso completamente en mis jeans, debajo de los cuales mi pene ahora estaba tenso. Se sintió genial. Cambió un poco su posición para ver mejor. Luego me abrió la cremallera y me abrió un poco los pantalones. No usé bragas porque disfrutaba la sensación de estar desnuda debajo de los jeans.

Mi pene ahora estaba casi completamente expuesto.

Se inclinó y suavemente lo tomó en su boca. Simplemente dejó que mi glande se deslizara dentro de su boca. En el medio, lamió la punta con la lengua.

"Oye, no tienes que hacer eso".

"Tonto", se rió. "Siempre hago lo que quiero hacer yo misma. Creo que me he enamorado un poco de ti. Ahora cállate y disfruta", sofocó cualquier otra protesta.

Nuevamente tomó la punta en su boca. Muy cuidadosamente. Lo hizo durante bastante tiempo y realmente lo disfruté. Entonces, de repente, lo absorbió por completo. Mi polla desapareció en su boca hasta la raíz. Gruñí. Eso se sintió tan increíble. Una y otra vez lo dejó desaparecer por completo en su boca. Se amordazó un poco cuando empujé contra su garganta, pero eso pareció excitarla aún más. Salió saliva de su boca, bajando por mi polla hasta el saco, que se apretaba más y más. Si ella seguía así, no pasaría mucho tiempo antes de que disparara mi semen por su garganta.

"Detente. Voy a estar allí. Quiero consentirte también. Todavía tenemos mucho tiempo".

Levanté su barbilla y nos hundimos en un beso intenso, dejando que nuestras lenguas bailaran. En el medio, besé su cuello, mordisqueé sus orejas y gemí porque ella seguía pasando su mano arriba y abajo de mi pene.

Los mordiscos y gemidos probablemente la excitaron, porque su respiración también comenzó a volverse irregular. ¿O era mi mano, que mientras tanto había metido en los pantalones de su chándal desde arriba y que estaba acariciando sobre sus bragas con adornos de encaje?

"¿Quieres seguir viendo la película o nos acomodamos en la puerta de al lado?"

"Oh, conozco la película por dentro y por fuera . " Era solo una excusa para pasar una noche de televisión contigo y estar más cerca de ti", sonrió. "Resultó bien".

Fuimos al lado de mi dormitorio.

Caminó frente a mí, bajándose brevemente los pantalones de chándal para que pudiera ver su apretado trasero. Luego volvió a subirse la cintura. ¡Haría eso hoy, ese trasero increíblemente dulce!

Una vez en el dormitorio, cayó de espaldas sobre la cama. Quería seguirla, pero ella me indicó con un claro movimiento de la mano que me detuviera.

"Bájate los pantalones. Yo también quiero ver algo mientras puedes mirarme".

¡No prefería nada!

Me quité los pantalones y la camiseta.

Me quedé completamente desnudo contra la pared de la habitación con mi polla sobresaliendo rígidamente. Natalie se desabrochó lentamente la chaqueta de chándal, con una lentitud burlona. Luego tiró de ambos lados hacia atrás. Su pecho encerrado en el sostén mágico ahora era bueno para que yo lo viera. Apretó ambos montículos con los brazos. Cómo me gustaría deslizar mi polla en el medio o correrme sobre ella. O mejor aún, ¡ambos!

Metió la mano en el sostén y sacó un pezón. Lentamente, pasó el dedo por el capullo ya endurecido. Luego pellizcó firmemente su pezón con el índice y el pulgar. Con un gemido, echó la cabeza hacia atrás. Parecía tener los senos sensibles.

Luego deslizó su otra mano en su cintura y jugó con su entrepierna. Cómo me hubiera gustado ver más ahora. Mi mano estaba en mi polla ahora, acariciando de un lado a otro muy lentamente.

"Pero no te corras. Quiero tu jugo. ¿Claro?"

Asentí con la cabeza en acuerdo.

Ahora se quitó los pantalones de chándal por las piernas. Para ello, levantó ligeramente las nalgas. Entre sus muslos pude ver la tela tensa de sus bragas.

Cuando se subió los pantalones por los pies, dejó que sus piernas se abrieran completamente. Presionó firmemente con ambas manos su monte de Venus. Un dedo pareció penetrar su vagina a través de la tela. Ella se encabritó.

Con un pequeño grito, se apartó las bragas.

Su vagina yacía desnuda frente a mí. Estaba completamente afeitada alrededor de sus labios. Solo sobre el clítoris había un pequeño triángulo de cabello rojo fuego.

Gimiendo, empujó primero uno, luego un segundo dedo en su columna. Ella empujó rápidamente y miró mi pene apretado, que masajeé suavemente.

¡Se veía hermosa!

Sólo el sostén del que se cayó una de sus maravillosas manzanitas. Con las piernas abiertas, sus dedos metiéndose en su agujero una y otra vez.

No pude soportarlo más y fui a la cama para verla más de cerca.

"¡Bueno, finalmente! Pensé que te ibas a quedar allí toda la noche".

Se masturbaba cada vez más salvajemente. Su espalda se arqueó mientras ambos dedos desaparecían profundamente en su vulva.

"Echate un chorro en mi cara. Quiero probar tu jugo".

Solo tuve que tirar de mi prepucio hacia atrás dos veces antes de que se anunciara mi clímax. Gimiendo, la primera salpicadura aterrizó en su rostro y la golpeó en la frente. Los siguientes también aterrizaron en su rostro, que estaba contorsionado por la lujuria.

Su orgasmo llegó al mismo tiempo. Mientras mi semen corría por su rostro, su cuerpo temblaba con movimientos casi espásticos.

Ella se retorció y se levantó una y otra vez.

Estaba rápidamente en la cama.

Empujé sus bragas a un lado y clavé mi pene en su vagina húmeda. Esto pareció prolongar su clímax.

Empujé dentro de ella con fuerza un par de veces.

Luego me derrumbé sobre ella, exhausto. Ella también era plana.

Me bajé de ella y la abracé. Nos quedamos allí en silencio durante unos minutos.

"Eso fue genial", susurró en mi oído, "deseé eso esta mañana. Ahora que la primera presión se ha ido, tenemos mucho tiempo y podemos disfrutarlo".

Debimos estar así durante un cuarto de hora antes de que mis manos vagaran. Primero la liberé de su sostén.

Apoyándome en mi brazo, podía mirarla ahora. Era atléticamente delgada. Sin barriga ni michelines, pero aún muy femenina. Con un tirón la giré boca abajo para tener una buena vista de la espalda también.

Tenía un culo casi pequeño pero increíblemente dulce. Pero eso ya lo había visto cuando salió del baño.

Acaricié los omóplatos, masajeándolos un poco, a lo que ella ronroneó en respuesta.

Mi mano vagó lentamente más profundamente en sus nalgas. Ambas manos estaban ahora en sus nalgas, la mitad en cada mano.

Me separé el trasero con mucha facilidad.

Podía ver su pequeño ano. Se veía muy lindo. Veamos cómo reaccionó ella. Suavemente pasé un dedo por el espacio, toqué su ano muy suavemente sin quedarme allí. Se estremeció un poco cuando toqué su esfínter, pero no parecía incómoda.

La hice rodar sobre su espalda y besé sus pechos. Chupé sus verrugas en mi boca ligeramente. Mordiendo las puntas. Su respiración se hizo un poco más pesada.

Luego caminé más profundo. Se lamió el ombligo con la lengua. Se hizo un poco más profundo. Humedecí su denso triángulo de vello púbico con mi lengua antes de lamer el clítoris prominente y descarado con la punta de mi lengua por primera vez.

Con un suspiro, presionó mi cabeza con más firmeza contra su sexo. La lamí más fuerte. Separó un poco los labios de su coño con ambas manos para empujar su lengua en ese agujero rosado.

Agregué un dedo y lo empujé dentro de su vagina. Ella se retorcía más y más debajo de mí. Disfruté de este tratamiento.

Dejé caer saliva de mi boca sobre su perineo. Con la otra mano acaricié el jugo en dirección a la roseta, sin detener el tratamiento de su vagina ahora empapada.

Lentamente pasé mi dedo por sus nalgas. Esta vez con un poco más de presión en su rosetón.

"Sí, continúa. Estaré pronto".

¿Quiso decir delantero o trasero? ¿O ambos?

Mi dedo presionó más y más fuerte en su ano. Entonces venció la resistencia y me deslicé en sus intestinos tibios hasta la primera articulación. No es un movimiento defensivo, sino más bien un empujón contra él.

"¡Más! Fóllame por los dos agujeros" casi gritó.

¡Ella podría tener eso!

Con dos dedos en su vagina y un dedo en su vientre, comencé a penetrarla fuerte y rápido.

Entonces llegó el momento. Se corrió con un jadeo violento que hizo que mis dedos se deslizaran fuera de su vagina.

Se retorció, tembló y gimió de una manera que nunca había visto hacer a una mujer.

Luego se quedó allí, respirando con dificultad.

"Oh, eso fue genial. Me sentí tan duro. ¿Cómo sabes que me gusta que me mimen analmente?"

"No lo sabía, pero pensé en intentarlo", respondí.

"Ahora quiero sentirte. Méteme tu polla".

"¿Puedes hacerlo de nuevo?"

"Siempre podría seguir. Me pones tan cachondo".

Empujé lentamente mi pene rígido en su vagina. Centímetro a centímetro. Quería saborear esa sensación de primera intrusión.

Lentamente comencé a empujar. Estaba respirando más rápido de nuevo.

Como ya había bebido, teníamos algo de tiempo antes de que el jugo volviera a dispararse.

La follé durante un buen rato, mientras ella seguía mirándome a los ojos. Ella respiraba cada vez más rápido. Fue casi un suspiro. Luego me empujó un poco.

"Ahora cógeme el culo".

Se dio la vuelta debajo de mí y se puso de rodillas. Como resultado, su hermoso trasero se estiró. Con cuidado puse la punta de mi polla en su roseta, que todavía estaba un poco abierta por el tratamiento anterior con los dedos.

Empujé fácilmente el glande a través de su esfínter. No quise lastimarla. Pero ella tenía otros planes. Con un tirón hacia atrás, se empaló en mi estaca. Ahora se había ido casi por completo en sus intestinos.

Lentamente comencé a empujar. Siempre un poco más profundo, hasta que él había desaparecido por completo en ella.

"Firma. fóllame más rápido".

No necesité que me lo dijeran dos veces. Empujé más y más fuerte ahora. No pasaría mucho tiempo antes de que me corriera en este estrecho agujero. Su mano había desaparecido entre sus piernas y estaba frotando su clítoris.

"Squirt todo en mi culo", me animó.

¡Entonces llegó el momento para mí!

Descargué empuje tras empuje en sus nalgas. Casi al mismo tiempo estuvo lista. Ella vino por tercera vez esa noche. No tan violento como antes, pero todavía muy audible.

"Vaya, ahora he terminado".

"Eso espero", respondí exhausto.

"Todavía pueden ser unas buenas vacaciones", sonrió, acurrucándose contra mí, "pero ahora tengo que dormir".

Se volvió hacia un lado y poco después ya estaba en el reino de los sueños.

Miré a esta hermosa mujer con ternura.

¿Estaba a punto de enamorarme de ella?

¡En una Franconia!

Eso en realidad no es posible.

Pero mi corazón probablemente decidió lo contrario.

www.ingramcontent.com/pod-product-compliance
Lightning Source LLC
LaVergne TN
LVHW012057160826
845678LV00014B/2855

9798353104278